Gesund mit Maria Treben · Kopfschmerzen und Migräne

Gesund mit Maria Treben

Kopfschmerzen und Migräne

Vorbeugen – erkennen – heilen

ENNSTHALER VERLAG STEYR

Die in diesem Buch angeführten Vorstellungen, Vorschläge und Therapiemethoden sind nicht als Ersatz für eine professionelle medizinische Behandlung gedacht. Jede Anwendung der in diesem Buch angeführten Ratschläge geschieht nach alleinigem Gutdünken des Lesers.
Autorin, Verlag, Berater, Vertreiber, Händler und alle anderen Personen, die mit diesem Buch in Zusammenhang stehen, übernehmen keine Haftung für eventuelle Folgen, die direkt oder indirekt aus den in diesem Buch gegebenen Informationen resultieren oder resultieren sollten.
Es wird darauf hingewiesen, dass alle Angaben trotz sorgfältiger Bearbeitung ohne Gewähr erfolgen und eine Haftung des Verlags ausgeschlossen ist.

www.ennsthaler.at

2. Auflage 2010

ISBN 978-3-85068-808-6

Neuherausgabe der Erstauflage 1995,
vom Verlag wesentlich erweitert und überarbeitet.
(Ursprüngliche ISBN: 978-3-85068-418-7)

Gesund mit Maria Treben · Kopfschmerzen und Migräne

Ennsthaler Gesellschaft m.b.H. & Co KG, 4400 Steyr, Österreich
Umschlag und Satz: DIE BESORGER mediendesign & -technik, 4400 Steyr

Inhalt

Vorwort ... 7

I. Wissenswertes über Heilkräuter ... 9

II. Heilkräuter und Hausmittel ... 13

III. Heilkräuterverzeichnis ... 25

IV. Kopfschmerzen und Migräne ... 105
- Allgemeine Ratschläge ... 105
- Kopfschmerzen ... 107
- Migräne ... 111
- Kräuterbehandlung ... 122
- Entspannungsübungen ... 149

V. Allgemeine Tipps zur Vorbeugung von Krankheiten ... 155

VI. Bäder, Güsse, Wickel ... 159

Biographisches zu Maria Treben ... 169

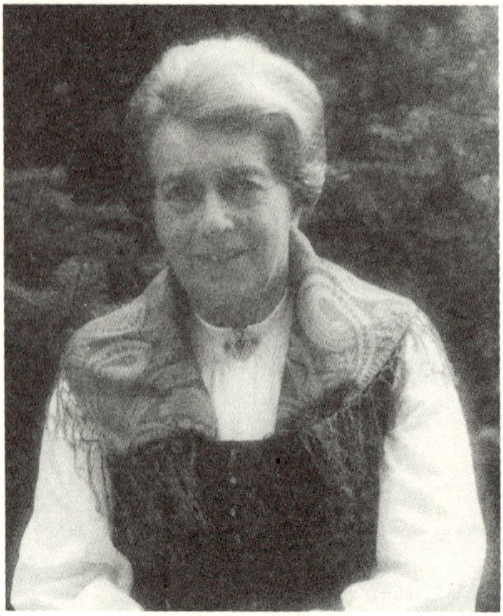

„Heiterkeit ist immer etwas Gutes, besonders in der heutigen, sehr ernsten, mit schweren Krankheiten zersetzten Welt. Ein Mensch muss im Grunde seines Herzens fröhlich bleiben, um in schweren Stunden ausgleichen zu können."

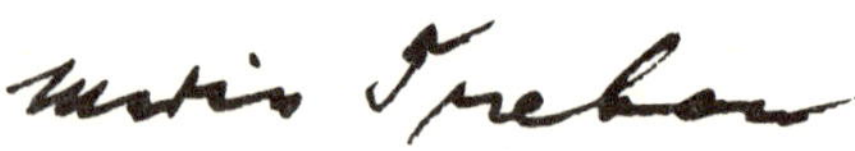

Vorwort

Liebe Leser,

vor Ihnen liegt ein Buch der Reihe „Gesund mit Maria Treben" über Kopfschmerzen und Migräne. Neben Tipps zur Heilkräuteranwendung bei Krankheiten finden Sie in diesem Buch auch Tipps zur Vorbeugung von Krankheiten, allgemeine Ratschläge bei Kopfschmerzen und Migräne, Hinweise auf Entspannungsübungen, Wissenswertes über Heilkräuter und Hausmittel sowie ein Heilkräuterverzeichnis. Im Hauptteil sind die jeweiligen Erkrankungen in alphabetischer Reihenfolge angeführt. Damit ist es Ihnen leicht möglich, die gewünschte Stelle rasch aufzufinden. Nachfolgend sind die jeweils wichtigsten Heilerfolge bei Kopfschmerzen, Migräne und Begleitkrankheiten angeschlossen.

Grundlage dieses Buches ist das von Maria Treben über viele Jahre hinweg publizierte Wissen über Heilkräuter. Es ist schon viele Jahre her, dass sie das Buch „Gesundheit aus der Apotheke Gottes" geschrieben hat. Bis zum heutigen Tage wurden mehr als acht Millionen Exemplare dieses Buches verkauft, das in viele Fremdsprachen übersetzt wurde und Maria Treben zu einer weltweit anerkannten Heilkräuter-Expertin machte. An dieser Stelle sei besonders auf die in diesem Buch befindliche Kurzbiographie hingewiesen.

Beachten Sie jedoch, dass es bei Vorhandensein von Krankheitssymptomen unerlässlich ist, einen Arzt rechtzeitig aufzusuchen und zur Erstellung einer Diagnose zu Rate zu ziehen. Ohne ärztliche Diagnose würden Sie Ihre Gesundheit unnötig gefährden. Ziehen Sie Ihren Arzt ins Vertrauen, wenn Sie auf Heilkräuter zurückgreifen. Es gibt bereits viele Ärzte, die die Heilkraft der Kräuter nutzbringend anzuwenden wissen. Die Autoren waren bemüht, alle gesammelten Erfahrungen über Kopfschmerzen und Migräne niederzuschreiben. Über viele andere wichtige Bereiche erscheinen ebenfalls Bücher dieser Reihe, die Ihnen sicher hilfreiche Nachschlagewerke sein werden.

Erzielen Sie mit den vorgeschlagenen Behandlungsmethoden Heilerfolge, würden wir uns freuen, wenn Sie uns davon brieflich verständigen würden, da in neuen Auflagen dieses Werkes Ergänzungen erfolgen und somit vielen Menschen Mut zugesprochen werden kann.

„So bin ich bestrebt, die Menschen nicht nur auf Heilkräuter und ihre Kräfte hinzuweisen, sondern vor allem auf die Allmacht des Schöpfers, in dessen Händen unser Leben geborgen liegt und der es annimmt. Bei ihm suchen wir Hilfe und Trost, in schwerer Krankheit demütig und andächtig Kräuter aus seiner Apotheke. An ihm liegt es, uns zu führen und zu beschenken und unser Leben zu lenken nach seinem Willen! “ *(Maria Treben)*

I.
Wissenswertes über Heilkräuter

Bestimmung der Heilkräuter

Wenn Sie sich auf die Suche nach den Heilkräutern aus dem Garten Gottes begeben, erweisen Sie Ihrer Gesundheit bereits einen großen Dienst. Denn Sie bewegen sich, abseits von Ballungszentren und dicht befahrenen Straßen, in der freien Natur. Mit der Zeit werden Sie feststellen, wie wohltuend Ihr Körper dies empfindet und wie stark sein Verlangen nach diesen ausgedehnten Spaziergängen ist. Wer sich ganz neu mit Heilkräutern beschäftigt, sollte sich zunächst auf die Erforschung der Natur beschränken. Suchen Sie an den beschriebenen Stellen nach den Heilpflanzen, bestimmen Sie die Pflanzen und lernen Sie auf diese Weise Ihre nähere Umgebung kennen. Wer sich auf sein eigenes Urteilsvermögen nicht verlassen will, sollte an Kräuterwanderungen unter fachkundiger Leitung teilnehmen, um seine praktischen Erfahrungen zu sammeln. Dabei geht es nicht so sehr um eine Gefährdung der eigenen Gesundheit als um den Schutz der Natur. Viele Heilpflanzen stehen unter Naturschutz*, manche Kräuter, den heilsamen zum Verwechseln ähnlich, sind nutzlos und sollten nicht grundlos gepflückt werden. Erst wenn

* Beachten Sie die jeweiligen Naturschutzbestimmungen.

Sie die nötige Sicherheit in der Bestimmung der Pflanzen besitzen, sollten Sie zum Sammeln aufbrechen.

Sammeln der Heilkräuter

Frische Kräuter, deren Heilkraft die von getrockneten übersteigt, findet man von Ende Februar bis Ende November. Während eines milden Winters findet man sogar Spitz- und Breitwegerich, Labkraut und Schöllkraut. Nach Möglichkeit sollte man die Kräuter an einem sonnigen Tag pflücken, weil die Heilkraft der Pflanze dann am größten ist. Achten Sie außerdem darauf, dass die Pflanzen an wenig verschmutzten Stellen und abseits von verkehrsreichen Straßen und Industrieanlagen gewachsen sind. Die Pflanzen werden mindestens zwei Finger breit über dem Boden abgeschnitten und nicht mit den Wurzeln herausgerissen! Am besten eignet sich zum Sammeln ein Weidenkorb oder eine Papiertasche. Ungeeignet sind Plastiktaschen. Und noch eine Bitte: Halten Sie beim Sammeln maß!

Beachten Sie, dass in Naturschutzgebieten das Pflücken und Sammeln von Blumen und Kräutern verboten ist, um diese besonders schönen und schutzwürdigen Plätze zu erhalten. Sie sollten sich unbedingt an das Verbot halten!

Aufbewahrung der Kräuter

Soweit möglich, verwendet man die Kräuter frisch. Aus dem mit Maß gesammelten Überschuss legt man einen Vorrat an. Die Kräuter werden klein geschnitten und möglichst ungewaschen getrocknet. Dazu legt man die Kräuter auf saubere Tücher oder Packpapier und lässt sie an einer schattigen, luftigen Stelle trocknen. Sind die Kräuter strohtrocken, füllt man sie in Pappkartons, Papiertüten oder dunkle Gläser. Blechdosen, Plastikbehälter und

-tüten sind ungeeignet. Für die Teezubereitung eignen sich getrocknete Kräuter ein ganzes Jahr. Restbestände, die länger als ein Jahr lagern, eignen sich auf alle Fälle noch für Kräuterbäder. Wichtiger Hinweis: Sollten die Rezepte, Tees, Essenzen und Bäder keine Wirkung zeigen, müsste man einen Pendler oder Rutengänger zuziehen, der die Wohnung und den Arbeitsplatz nach geopathischen Feldern absucht. Mit seiner Hilfe können strahlungsfreie Stellen gefunden werden, auf die man z. B. Bett oder Schreibtisch stellt, um den Patienten dieser Strahlung nicht länger auszusetzen.

Gebrauch und Zusammenstellung von Kräutern

Bei Teemischungen brauchen Sie sich keinen Einschränkungen zu unterwerfen, selbst wenn die verwendeten Kräuter die unterschiedlichsten Krankheiten bekämpfen sollten. Die Heilkräuter stehen nicht in Konkurrenz zueinander, können sich also in ihrer Wirkung auch nicht gegenseitig aufheben, wenn sie gleichzeitig eingenommen werden. Auch die vorgeschlagenen Teemengen sind völlig unbedenklich, denn die Niere benötigt pro Tag ca. zwei Liter Flüssigkeit. Deshalb aber jetzt Kräutertees in rauen Mengen zu trinken, wäre das andere zu vermeidende Extrem. Heilkräuter wollen mit Maß angewendet werden. Mengenmäßig mehr Kräuter im Tee, im Voll- oder Sitzbad bringen nicht mehr Heilung. Viel wichtiger ist die Änderung der gefühlsmäßigen Einstellung auf die Heilwirkung unserer Kräuter. Beschäftigen Sie sich mehr mit Ihrem Körper, horchen Sie in sich hinein, öffnen Sie sich der Heilwirkung, anstatt sich seelisch und geistig völlig von der Krankheit beherrschen zu lassen. Ihre innere, gefühlsmäßige Haltung ist genauso wichtig für den Heilerfolg wie die richtige Dosierung und Anwendung der Heilkräuter.

Die Gewichtsangaben bei den Rezepten beziehen sich stets auf getrocknete Kräuter, die Sie in Apotheken, Heilkräutergeschäften und Reformhäusern kaufen können. Wer sich die Mühe macht, frische Heilkräuter zu sammeln – deren Heilkraft die von getrockneten Kräutern übertrifft – nimmt anstatt des als Dosierung angegebenen Teelöffels so viele frische Kräuter, wie die Finger einer Hand fassen können. Dabei spielt es keine Rolle, ob eine größere Hand ein paar Blätter mehr greift. Viel wichtiger ist ein genaues Befolgen der Zubereitungshinweise. Beim Teebrühen niemals die Kräuter aufkochen, weil dabei alle Wirkstoffe vernichtet werden können. Im Anschluss an ein Voll- oder Sitzbad gehört das Nachschwitzen unbedingt zur Gewährleistung des angestrebten Heilerfolgs.

II.
Heilkräuter und Hausmittel

Bärlauch

Die blutreinigende Wirkung des Bärlauchs und seine reinigende Wirkung auf unser Magen- und Darmsystem sollte man im Frühjahr zu einer Entschlackungskur nutzen. Im April und Mai, bevor der Bärlauch zu blühen beginnt, sammelt man seine frischen, grünen Blätter und verzehrt sie roh. Gewaschen und klein geschnitten streut man Bärlauch über alle Speisen, die man mit frischem Grün verfeinert und dekoriert. Mit Bärlauchblättern kann man auch einen Salat zubereiten oder Spinat kochen.

Brennnessel

Die vielfach unterschätzte Brennnessel zählt zu den wichtigsten Heilpflanzen aus dem Garten Gottes. Ihre blutbildende und blutreinigende Heilkraft sollte man sich ebenfalls alljährlich mit einer Frühjahrskur zunutze machen. Im Frühjahr sammelt man die jungen Triebe und beginnt eine vierwöchige Teekur. Man trinkt morgens auf nüchternen Magen schluckweise eine Tasse Tee und weitere zwei Tassen über den restlichen Tag verteilt. Dabei kommt ein gehäufter Teelöffel Brennnesseln auf eine Tasse, mit heißem Wasser abbrühen, eine halbe Minute ziehen lassen, abseihen und schluckweise trinken.

Diese Frühjahrskur kann man im Herbst noch einmal wiederholen, wenn die jungen Triebe der Brennnessel erneut herausgekommen sind. Als vorbeugende Maßnahme trinkt man das ganze Jahr über täglich eine Tasse Brennnessel-Tee. Dazu legt man sich im Frühjahr und im Herbst einen entsprechend großen Vorrat an getrockneten Brennnesseln an.

Löwenzahn

Wenn der Löwenzahn in Blüte steht, sollte man eine 2-Wochen-Kur mit frischen Löwenzahnstängeln machen. Man sammelt täglich 10 Stängel samt Blüte, wäscht sie, entfernt den Blütenkopf und zerkaut die rohen Stängel langsam im Mund. Abgespannte und müde Menschen werden während der Kur eine rasche Belebung der Lebensgeister feststellen.

Mistel

Die Mistel hat ihre größte Bedeutung als Heilpflanze durch ihre blutdruckregulierenden und kreislauffördernden Eigenschaften. Ich rate jedermann zu einer alljährlichen sechswöchigen Mistel-Teekur. Drei Wochen lang trinkt man täglich drei Tassen, zwei Wochen lang zwei Tassen und in der letzten Woche reduziert man den Konsum auf eine Tasse Mistel-Tee pro Tag. Nach dieser Kur haben sich Blutdruck und Kreislauf wieder normalisiert.

Zwölf Stunden weicht man einen gehäuften Teelöffel Mistel pro Tasse in kaltem Wasser ein. Anschließend wird der Kaltansatz angewärmt und abgeseiht. Praktischerweise füllt man die Tagesration Mistel-Tee in eine angewärmte Thermoskanne, ansonsten muss man den ausgekühlten Tee vor dem Trinken in einem heißen Wasserbad erwärmen. Wer Blutdruck und Kreislauf mithilfe der Mistel fördern will, sollte das ganze Jahr über täglich eine Tasse Mistel-Tee konstant weitertrinken.

Spitzwegerich

Ein aus frischen Spitzwegerichblättern hergestellter Sirup wirkt blutreinigend und sollte täglich vor jeder Mahlzeit eingenommen werden. Erwachsene nehmen einen Esslöffel, Kinder einen Teelöffel.

Es gibt zwei Rezepte zur Herstellung des Spitzwegerich-Sirups:

1. Man dreht vier gehäufte Handvoll frisch gewaschene Spitzwegerichblätter durch den Fleischwolf. Diesen Blätterbrei streckt man mit einem Schuss Wasser, damit er etwas dünnflüssiger wird, gibt 250 g Bienenhonig und 300 g Rohzucker dazu. Auf kleiner Flamme, unter ständigem Rühren, erwärmt man diese Mischung bis kurz vor dem Kochen. Haben sich Blätter, Honig und Zucker zu einer dickflüssigen Masse verbunden, füllt man sie heiß in saubere Gläser und stellt den Sirup in den Kühlschrank.
2. Man füllt eine Lage frisch gepflückter und gewaschener Spitzwegerichblätter in ein geeignetes Ton- oder Glasgefäß, darüber eine Lage Rohzucker, wieder eine Lage Blätter, bis das Gefäß voll ist, lässt die Schichten sich setzen und füllt nach. Ist das Gefäß gefüllt, wird es mit mehreren Frischhaltefolien luftdicht verschlossen und an einer geschützten Stelle im Garten vergraben. Vor dem Zuschaufeln des Lochs wird das Gefäß mit einem Holzbrett abgedeckt. In der gleichmäßigen Erdwärme beginnt die Zucker-Spitzwegerich-Mischung zu gären. Nach acht Wochen gräbt man das Gefäß aus, kocht den entstandenen Sirup auf und füllt ihn abgekühlt in Flaschen.

Thymian

Täglich morgens eine Tasse Thymian-Tee als Kaffee-Ersatz wirkt wahre Wunder. Man fühlt sich frisch, strapaziert seinen Magen nicht, der oft lästige Husten am Morgen verschwindet, kurzum man fühlt sich fit für den ganzen Tag. Einen gehäuften Teelöffel Thymian-Tee pro Tasse mit heißem Wasser abbrühen, eine halbe Minute ziehen lassen, abseihen und schluckweise trinken.

Zinnkraut

Jeder Mensch, der die Vierzig überschritten hat, sollte täglich eine Tasse Zinnkraut-Tee trinken. Auf diese Weise schützt man sich vor Gicht und Rheuma, Abnützungserscheinungen, die mit dem Älterwerden einhergehen. Einen gehäuften Teelöffel Zinnkraut pro Tasse mit heißem Wasser abbrühen, eine halbe Minute ziehen lassen, abseihen und schluckweise eine Tasse pro Tee trinken.

Kleiner Schwedenbitter

Als Vorsorgemaßnahme gegen Schmerzen und Erkrankungen jeglicher Art nimmt man täglich morgens und abends einen Teelöffel Kleinen Schwedenbitter mit etwas Wasser oder Tee verdünnt zu sich. Der Kleine Schwedenbitter ist ein wahres Lebenselixier, ein unentbehrlicher Beschützer unserer Gesundheit, der in keiner Hausapotheke fehlen sollte. Das Rezept wurde von dem bekannten schwedischen Arzt Dr. Samst überliefert, dessen ganze Familie dank der Schwedenkräuter ein hohes Lebensalter erreichte.

Die Kräutermischung besteht aus:

10 g	Aloe*	10 g	Rhabarberwurzel
10 g	Angelikawurzel	0,2 g	Safran
5 g	Eberwurzwurzel	10 g	Sennesblätter
10 g	Manna	10 g	Theriak venezian
5 g	Myrrhe	10 g	Zitwerwurzel
10 g	Natur-Kampfer**		

* Statt Aloe kann auch Enzianwurzel oder Wermutpulver verwendet werden.

** Bei Kampfer darf nur Natur-Kampfer genommen werden.

Diese Kräuter füllt man in eine Flasche und übergießt sie mit 1,5 Liter 38–40%igem Kornbranntwein. Unter täglichem Schütteln bleibt der Aufguss mindestens 14 Tage in der Wärme stehen. Für den täglichen Gebrauch seiht man kleinere Mengen in geeignete Behälter ab, die kühl aufbewahrt werden sollten. Mit fortschreitender Lagerung reift die Heilkraft des Kleinen Schwedenbitters. Laut Maria Treben stammt dieses Rezept von Paracelsus, der mit seinem berühmten „Elixier“ so viele Schwerkranke heilte.

Anwendungsarten

Innerlich: Prophylaktisch nimmt man morgens und abends je einen Teelöffel verdünnt ein. Bei Unpässlichkeiten jeder Art können 3 Teelöffel verdünnt genommen werden. Bei bösartigen Erkrankungen sind 2 bis 3 Esslöffel täglich wie folgt einzunehmen: Je 1 Esslöffel trinkt man verdünnt mit 1/8 Liter Kräutertee verteilt auf eine halbe Stunde vor und eine halbe Stunde nach jeder Mahlzeit.

Schwedenkräuter-Umschlag: Je nach Stelle nimmt man ein kleineres oder größeres Stück Watte oder Zellstoff, befeuchtet es mit Schwedenbitter und legt es auf die zu behandelnde Stelle, die man vorher mit Ringelblumensalbe eingerieben hat. Darüber kommt eine etwas größere Plastikhaut, damit die Wäsche nicht fleckig wird. Dann erst bindet man ein Tuch darüber oder umwickelt es mit einer Binde.

Den Umschlag lässt man je nach Erkrankung zwei bis vier Stunden einwirken. Wenn es der Patient verträgt, kann man den Umschlag auch über Nacht lassen. Nach Abnehmen des Umschlags pudert man die Haut ein. Sollten sich bei empfindlichen Personen trotzdem Hautreizungen einstellen, muss man die Umschläge kürzer anwenden oder eine Zeit lang ganz aussetzen. Personen, die allergisch sind, sollten die Plastikhaut weglassen und nur ein Tuch darüberbinden. Auf keinen Fall darf man das Einfetten der Haut vergessen! Sollte schon ein juckender Ausschlag aufgetreten sein, mit Ringelblumensalbe behandeln.

Frühlings-Tee

Wegen seiner blutreinigenden Wirkung empfehle ich im Frühjahr über einen längeren Zeitraum, solange die beschriebenen Kräuter frisch gepflückt werden können, folgenden Frühlings-Tee: Man mischt 15 g Brennnesselblätter, 50 g junge Knospen vom Holunder, 15 g Löwenzahnwurzeln und 50 g Schlüsselblumenblüten. Einen gehäuften Teelöffel der oben beschriebenen Kräutermischung pro Tasse mit heißem Wasser abbrühen, drei Minuten ziehen lassen, abseihen und schluckweise zwei Tassen am Tag trinken. Empfindliche Gaumen können den Tee mit etwas Honig süßen.

Jahres-Misch-Tee

Mit Beginn des Frühjahrs sollte man in die Natur hinausgehen und mit dem Sammeln von Kräutern beginnen. Den Anfang machen die ersten Blüten des Huflattichs, Schlusslicht sind die Rosenblätter, die man im Herbst sammelt. Die nachfolgenden

Kräuter werden in der aufgezeigten Reihenfolge gesammelt und getrocknet und bilden im Herbst einen gesundheitsfördernden Misch-Tee, von dem man täglich eine Tasse zum Abendessen trinkt. Einen gehäuften Teelöffel der Mischung auf eine Tasse, mit heißem Wasser abbrühen, eine halbe Minute ziehen lassen und schluckweise trinken. Die Mischung besteht zu gleichen Teilen aus:

Huflattichblüten, später Huflattichblättern
Schlüsselblumenköpfen
Veilchenblättern und -blüten
Lungenkrautköpfen
Sauerkleeblüten
Gundelrebenblütenköpfen (davon nur wenige zum Würzen)
Brennnesseltrieben
Frauenmantelblättern und -blüten
Blättern, Blüten und Stängeln des Ehrenpreis
Erdbeerblättern
Brombeertrieben
Himbeertrieben
Holunderknospen, später Holunderblüten
Gänseblümchen
Lindenblüten, nach Möglichkeit in der Sonne gepflückt
Kamille, möglichst in der Sonne gepflückt
Wiesengeißbartblüten
Ringelblumenblüten
Waldmeisterblättern, -blüten und -stängeln
Thymianblättern, -blüten und -stängeln
Melisseblättern, -blüten und -stängeln
Pfefferminzblättern, -blüten und -stängeln
Schafgarbe, nach Möglichkeit in der Sonne gepflückt und nur halb so viel von der Menge der übrigen Blätter
Königskerzenblüten, nach Möglichkeit in der Sonne gepflückt
Johanniskrautblüten, nach Möglichkeit in der Sonne gepflückt

Majoranblättern und -blüten (Wilder Majoran oder Dost)
Kleinblütigem Weidenröschen, davon Blätter, Blüten und Stängel
Fichtenspitzen
Labkrautblättern, -blüten und -stängeln
Rosenblätter, alle Farben, doch nur verwenden, wenn die Rosen biologisch gedüngt wurden.

Schlankheits-Tee

Zur Regulierung des Stoffwechsels. Ein Tee, der das Gewicht normalisiert, das Wohlbefinden steigert, gesund, schlank und jugendlich erhält. Er regt die Organe, insbesondere die Drüsen zu erhöhter Tätigkeit an, fördert die Fettverbrennung, steigert die Wasserausfuhr und beschleunigt die Verdauung. Er wirkt regulierend auf den gesamten Stoffwechsel und führt damit eine Normalisierung des Körpergewichtes herbei. Es ist ein Tee für alle jene, die zu Fettansatz neigen und schlanker werden wollen.

Man benötigt folgende Kräuter:

15 g	Faulbaumrinde	10 g	Hagebutten
15 g	Tang	8 g	Malvenblätter
10 g	Brombeerkrautblätter	15 g	Himbeerkrautblätter
10 g	Heidekraut	7 g	Brennnesselblätter
3 g	Johanniskraut	2 g	Schafgarbenblüten

ZUBEREITUNG: Die Kräuter müssen gut miteinander vermischt werden. Für eine Tasse einen gehäuften Teelöffel mit kochendem Wasser überbrühen, eine halbe Minute ziehen lassen, abseihen und langsam schluckweise trinken. Man beginnt mit einer Tasse täglich, steigert bis auf drei Tassen, führt dies sechs Wochen lang durch und geht allmählich auf eine Tasse zurück. Der Tee kann auch nach Beendigung der Kur zur Erhaltung des Normalgewichtes, eine Tasse pro Tag, getrunken werden. Zur Erhöhung der Wirkung nimmt man ein- bis zweimal wöchentlich ein warmes Vollbad und massiert den Körper gründlich durch.

Fasten

Es ist eine gute Sache, einmal in der Woche zu fasten. Fasten heißt in diesem Zusammenhang nicht hungern, sondern die Essensration bis zur Hälfte herabsetzen. Zum Frühstück beginnt man mit einem Müsli, in das außer Haferflocken, Weizenschrot, Rosinen, etwas Milch und Honig, auch ein Apfel hineingerieben wird. Das Mittagessen soll geringer, wenn möglich zur Hälfte geringer ausfallen als an normalen Tagen. Man schließt den Fastentag abends mit einem butterlosen Brot und einem Apfel ab. Sollten an einem solchen Tag Hungergefühle auftreten, wird ein Kräutertee – schluckweise getrunken – eingesetzt. Er besteht zu gleichen Teilen aus Labkraut, Ringelblumen, Schafgarbe und Melisse. Die Kräuter gut durchmischen. Ein gehäufter Teelöffel pro Tasse, mit heißem Wasser abbrühen, eine halbe Minute ziehen lassen, abseihen und schluckweise trinken.

So ein Fastentag ist jedem gesunden Menschen zuträglich, man fühlt sich wohl, frei und beschwingter. Dieser Fastentag soll jedoch nur bei einem leichteren Tagespensum eingesetzt werden.

Hausmittel

- Reines Leinen als Kopfkissen-Überzug ist der Gesundheit besonders zuträglich. Es ist kühlend, wirkt wohltuend auf eventuelle Kopfschmerzen ein und bringt einen ruhigen Schlaf.

- Ein Esslöffel grüner Brennnessel-Samen wird mit einer Banane zu einem Müsli abgerührt. Das hebt die Vitalität enorm.

- Es gibt einen Jungbrunnen für jedermann: Morgens zeitig aufstehen, um der Arbeit ohne Hast nachzukommen, denn „Morgenstund hat Gold im Mund“. Da geht die Arbeit munter und gleichmäßig von der Hand. Man beginnt sein Tagewerk voll innerer Fröhlichkeit, die sich auch der Seele mitteilt. Wer sollte da seinem Leben nicht gewachsen sein, wer sollte dabei nicht jung bleiben?

Mischtee der Familie Treben

wohlschmeckend, bekömmlich, aufbauend

Der Tee wird nicht nach Gramm abgewogen, sondern jeweils vom Frühjahr an bis in den Oktober nach Gefühl dazugegeben. Es wird – am besten auf dem Dachboden des Hauses – ein großes Papier ausgebreitet. Von der Kräutersuche kommend, werden die frischen Kräuter klein geschnitten aufgestreut. Man beginnt mit den ersten Blüten im Frühjahr, so wie unten angeführt. Von den wohlriechenden wird ein wenig mehr genommen, von den herben Heilkräutern etwas weniger. Verhalten Sie sich nach Ihrem Gefühl, Sie werden die richtige Mischung zusammenstellen. Gehen Sie mit innerer Freude an diese Arbeit, lassen Sie den reichen Segen der Natur in Ihr Heim.

Mögliche Zusammensetzung:

Huflattichblüten, Anfang Mai die Blätter
Schlüsselblumen, Blüten und Blätter
Veilchen, wohlriechend, Blüten und Blätter, aber auch andere Veilchen
Lungenkraut, im Volksmund Hänsel und Gretel, Köpfe
Sauerklee, Blüten und Blätter
Gundelrebe, nur wenig davon als Würze, Blüten und Blätter
Brennnessel, die ersten jungen Triebe im Frühjahr

Frauenmantel, Blätter und Blüten, später Blätter
Ehrenpreis, Blüten, Stängel und Blätter
Erdbeerblätter, Brombeer- und Himbeerspitzen
Holunder-Schossen, später Blüten
Gänseblümchen
Lindenblüten
Kamillen, Blüten
Wiesengeißbart, Blüten
Ringelblumen, Blüten und Blätter
Waldmeister, Blüten, Stängel und Blätter
Thymian, Blüten, Stängel und Blätter
Melisse, Blätter und Stängel, Blüte, falls vorhanden
Pfefferminze, Stängel, Blätter, Blüte, falls vorhanden
Schafgarbe, nicht allzu viel
Königskerze, Blüten
Majoran (Wilder, auch Dost genannt), Blüten und Blätter
Kleinblütiges Weidenröschen, Blätter, Stängel und Blüten
Odermennig, Blüten
Labkraut, Blüten, Blätter und Stängel
Goldrute, Blüten
Vogelknöterich, Stängel, Blätter und Blüten
Rosenblätter in allen Farben (biologische Düngung)

III.
Heilkräuterverzeichnis

Eine alphabetische Auflistung der Heilkräuter, mit farbigen Abbildungen und Hinweisen, wo sie wachsen, wie sie aussehen und wann sie ihre größte Heilkraft entwickeln. Dazu einige praktische Anmerkungen zum Sammeln, Trocknen und Aufbewahren der Heilkräuter.

ARNIKA – Der bekannteste deutsche Name für die heilkräftige „Margarite der Berge" ist „Wohlverleih". Man findet diese 20 bis 60 cm hohe Pflanze auf sonnigen Bergwiesen bis auf eine Höhe von 2500 Metern. Sie wächst aber auch in Hochmooren, Heiden und im Mittelgebirge. Die orangegelben Blütenköpfe entfalten sich von Juni bis September und verströmen einen aromatischen Geruch. Richtig dosiert wirkt Arnika belebend bei Herzleistungsschwäche und fördert die Durchblutung von Herz und im Gehirn.* Häufiger angewendet wird die Arnika-Tinktur, die man vor allem aus den Blüten gewinnt. Sie ist das Universalheilmittel für Verletzungen durch Stöße und Stürze. Äußerlich aufgelegt, regeneriert sie das Gewebe und lässt besser als jedes andere Medikament Blutstauungen, blaue Flecken, Quetschungen, Verrenkungen und Verstauchungen verschwinden. Auch tiefe Wunden, Furunkel und (in manchen Fällen) hartnäckige Akne können behandelt werden. Vorsicht jedoch vor der unverdünnten Tinktur: Die Haut kann sich röten und sogar Blasen ziehen!

* In Deutschland ist Arnika nur für äußerliche Verwendung zugelassen.

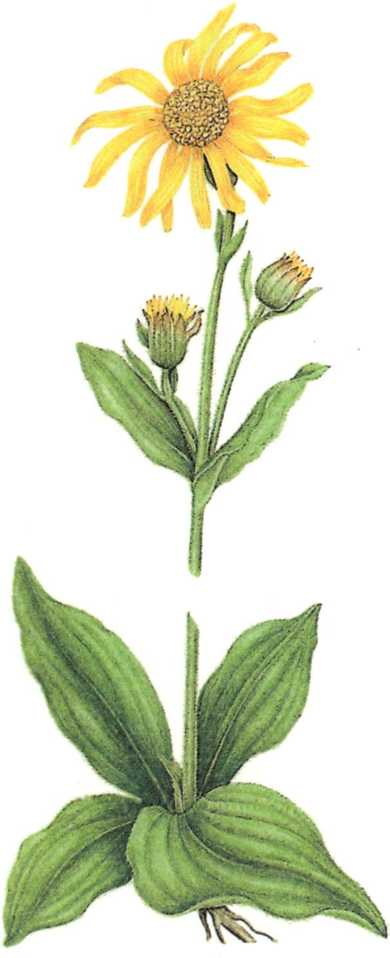

Arnika

Arnica montana

Ernte: Die Blüten sollen vor dem Aufblühen gepflückt werden, Wurzeln zieht man aus. Im Schatten trocknen lassen. In manchen Gegenden steht die Arnika unter Naturschutz.

BÄRLAPP hat im Volksmund viele Namen, von denen nur der Name Darmfraß auf seine Heilwirkung hindeutet. Andere Namen wie Hexenkraut, Erdschwefel und Teufelsklauen lassen allerdings eher an Zauber denken. Die Pflanze kriecht wie eine grüne Schlange am Boden dahin. Sie ist dicht mit kleinen Blättchen besetzt, die in eine haarförmige Spitze auslaufen. Durch reichliche Verzweigung werden manchmal ganze Teppiche ausgebildet. Die Triebe werden bis zu 15 cm hoch und gabeln sich am Ende in Fruchtähren, die die Sporen enthalten. Die Sporen beinhalten etwa zur Hälfte fettes Öl und darüber hinaus geringe Mengen der Alkaloide, die im Kraut der Pflanze enthalten sind. Der Bärlapp ist ab 700 Meter Höhe in hohen und trockenen Nadelwäldern zu finden. Er breitet sich zumeist auf kalkarmen, vorwiegend sandigen Böden, nördlichen Berghängen, Waldhängen und -rändern aus. In der Volksmedizin werden sowohl Sporen als auch Kraut genutzt. Äußerlich behandelt man vor allem wunde Hautstellen und nässende Ekzeme damit. Die Sporen werden innerlich bei Rheuma, Koliken, Blasenschwäche und Durchfall eingesetzt. Als Tee gibt man das Kraut bei Harnverhalten, Rheuma und Koliken. In Deutschland steht der Bärlapp unter Naturschutz.

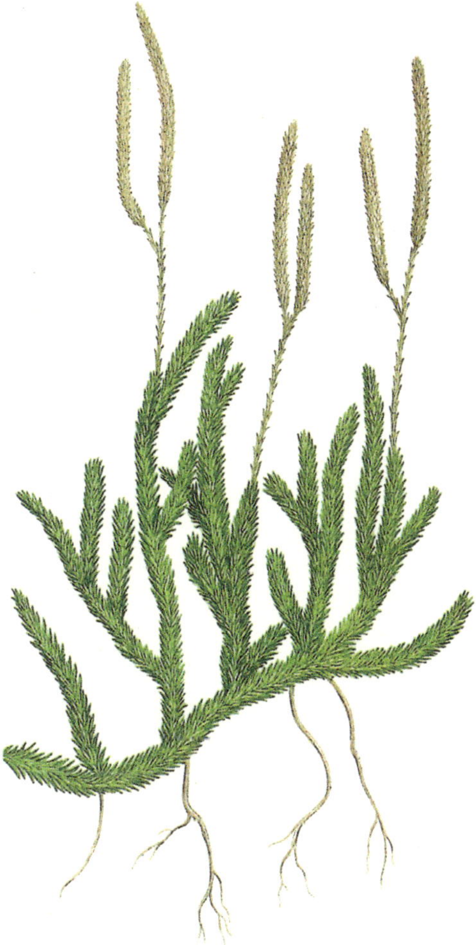

Bärlapp

Lycopodium clavatum

Ernte: Die Sporen reifen in den Monaten Juli und August und lassen sich durch Ausklopfen gewinnen. Das Kraut wird im Frühsommer bei trockenem Wetter gesammelt und im Schatten an der Luft getrocknet.

Bärlauch, auch Waldknoblauch oder Hexenzwiebel genannt, hat im Wesentlichen die Eigenschaften des Knoblauchs. Die Pflanze wird bis zu 40 cm hoch und wächst an schattigen und feuchten Standorten, in Gebüschen und Wäldern. Sie trägt eine weiße Blütenkugel und duftet stark. Die Blätter haben eine blutreinigende Wirkung, als Essenz wirkt Bärlauch bei Gedächtnisschwäche und Bronchitis. Auch gegen hohen Blutdruck, Arteriosklerose und Blähungen setzt man ihn erfolgreich ein.

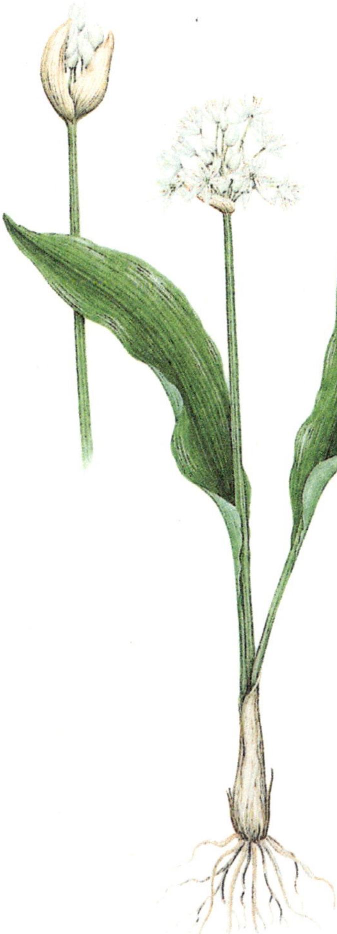

Bärlauch

Allium ursinum

Ernte: Vorsicht, nicht mit der giftigen Herbstzeitlose verwechseln. Die Blätter werden im April bis Mai geerntet, sie sollten allerdings nur in frischem Zustand verwendet werden, getrocknet verlieren sie ihre Heilkraft. Die Zwiebel sollte man im Herbst ausgraben.

Beinwurz ist auch unter dem Namen Schwarzwurz und Beinwell bekannt. Sie wächst an Flüssen und in sumpfigen Gebieten und zeichnet sich durch einen rauen, kantigen Stängel sowie große, hängende Blätter aus. Diese helfen vor allem als Auflage bei Sehnenscheidenentzündung, schwachen Gliedern und Blutergüssen. Heilende Wirkung entfaltet die Pflanze als aufgelegtes Pflaster auch bei Knochenbrüchen und Thrombosen. Innerlich angewendet hilft sie bei Fieber, Bronchitis, Magenblutungen und Rippenfellentzündungen. Da die Pflanze einige giftige, das zentrale Nervensystem lähmende Stoffe enthält, sollte man bei der Dosierung vorsichtig sein. Es gibt alkaloidfreie Extrakte.

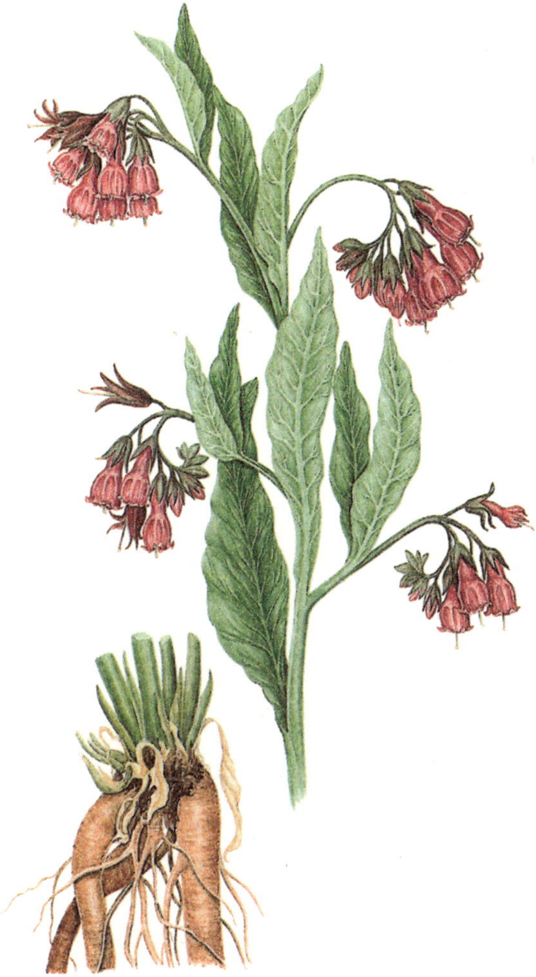

Beinwurz

Symphytum officinale

Ernte: Das Kraut wird am besten im Mai gesammelt, wenn sich die Blüten entwickeln. Die Wurzelstöcke werden im Frühjahr oder im späten Herbst ausgegraben.

BRENNNESSEL – Die schmerzhafte Bekanntschaft mit dieser Pflanze hat sicher schon jeder gemacht. Doch die Stoffe, die sie uns bei Berührung einspritzt (Acetylcholin und Histamin), machen aus der Brennnessel gleichzeitig eine wertvolle Heilpflanze. Die Brennnessel regt den Stoffwechsel des gesamten Organismus an. Doch auch bei ganz verschiedenartigen Leiden wirken ihre Eigenschaften. Die Brennnessel ist vor allem harntreibend. Das sollten alle beachten, die an Rheumatismus, Gicht, Reizblase, Harnverhalten oder Harnsteinen leiden. Sie bekämpft Durchfall und stillt Blutungen sowie lästige Schleimabsonderungen bei Schnupfen. Die Brennnessel reinigt das Blut und ist deswegen besonders bei Frühjahrskuren sehr beliebt. Brennnesseln werden seit jeher genauso gegessen wie Spinat. Auch als Suppenbeilage werden sie verwendet, denn ihr reicher Gehalt an metallischen Stoffen (Eisen, Magnesium) kommt dem Körperhaushalt zugute. Bemerkenswert ist auch der Vitamin-C-Gehalt.

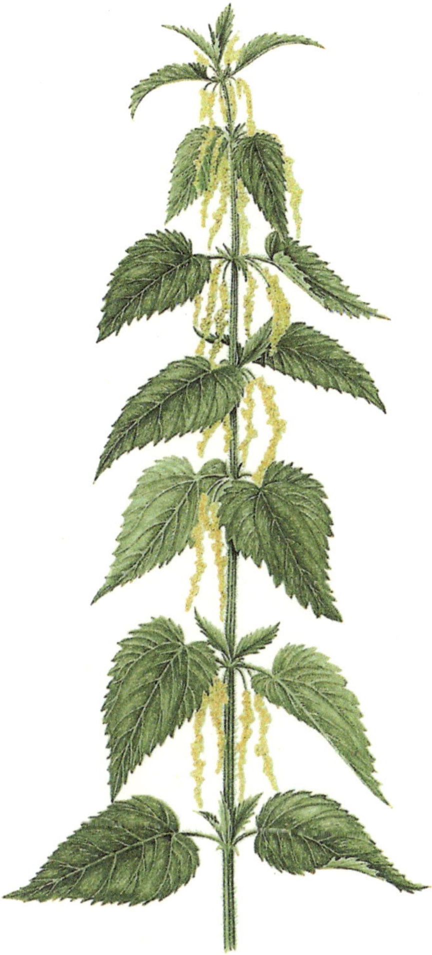

Brennnessel

Urtica urens, Urtica dioica

Ernte: Alle Brennnesselarten kommen in der freien Natur und im Garten vor. Ernten Sie zu jeder Jahreszeit, je nach Bedarf. Pflanzenteile in frischem Zustand verwenden! Blüte von Juni bis Oktober. Vorsicht vor Unkrautvergiftungsmitteln!

Ehrenpreis – Wohl kein Kraut hat so viele beziehungsreiche Namen: Allerweltsheil, Männertreu, Frauenlist und Schlangenkraut. Dabei geht es um eine kleine, kriechende Pflanze, die in gestreckten Ähren winzige hellviolette, selten weiße Blüten trägt. Pfarrer Kneipp schon betonte die Heilkraft der Pflanze bei Erkrankungen der Luftwege. Sehr zu empfehlen ist der frische Saft der blühenden Pflanze als Blutreinigungsmittel bei Hautleiden und Ekzemen. Auch gegen Nervosität lässt sich die Pflanze, die trockene Böden liebt, einsetzen. Man findet sie auf mageren Wiesen, in Gebüschen und lichteren Wäldern.

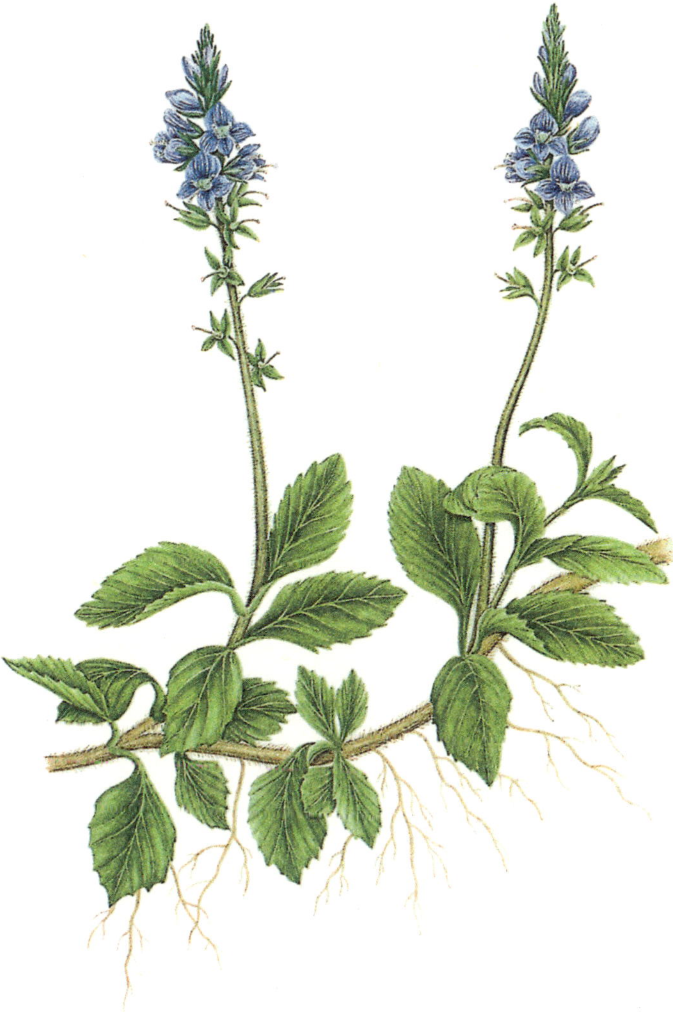

Ehrenpreis

Veronica officinalis

Ernte: In der Blütezeit, Juli bis August, einsammeln und in Sträußen trocknen.

Frauenmantel – Die zahlreichen Namen dieser Pflanze zeigen, dass man sich schon viel mit ihr beschäftigt hat: Frauenhilf, Alchimistenkraut, Frauenbiss, Frauenrock, Taukraut ... Der Frauenmantel gedeiht auf feuchten Weiden, in Gebüschen, lichten Wäldern, trockenen Gräben. Die Stammpflanze kann bis zu 50 cm lange Blütentriebe ausbilden. Die am Rand gezähnten Blätter zeigen sieben bis elf Lappen, die selbst in ausgewachsenem Zustand noch etwas zusammengefaltet sind. Wie auch die Stängel sind sie meist zottig behaart. Die gelbgrünen Blüten bleiben unscheinbar und klein. Obwohl sie knäuelartig zusammenstehen, werden sie nur wenige Millimeter groß. Ihre Blütezeit ist von Mai bis spätestens September. Der Teil mit den meisten Heilstoffen ist das überirdisch wachsende Kraut. Es soll erst gepflückt werden, wenn es abgetrocknet ist. Die Wirkung, verursacht durch Gerb- und Bitterstoffe, wird als „milde zusammenziehend, krampflösend" beschrieben. Innerlich wendet man die Droge bei klimakterischen Beschwerden (Wechseljahre), zu starken Monatsblutungen, beim Ausfluss junger Mädchen (Fluor albus) an. Auch zur Blutreinigung bei Stoffwechselstörungen, bei Magen-, Darm- und Blasenbeschwerden kann die Pflanze eingesetzt werden. Der Sud hat sich auch bei Entzündungen und bei Infektionen des Genitalbereiches bewährt.

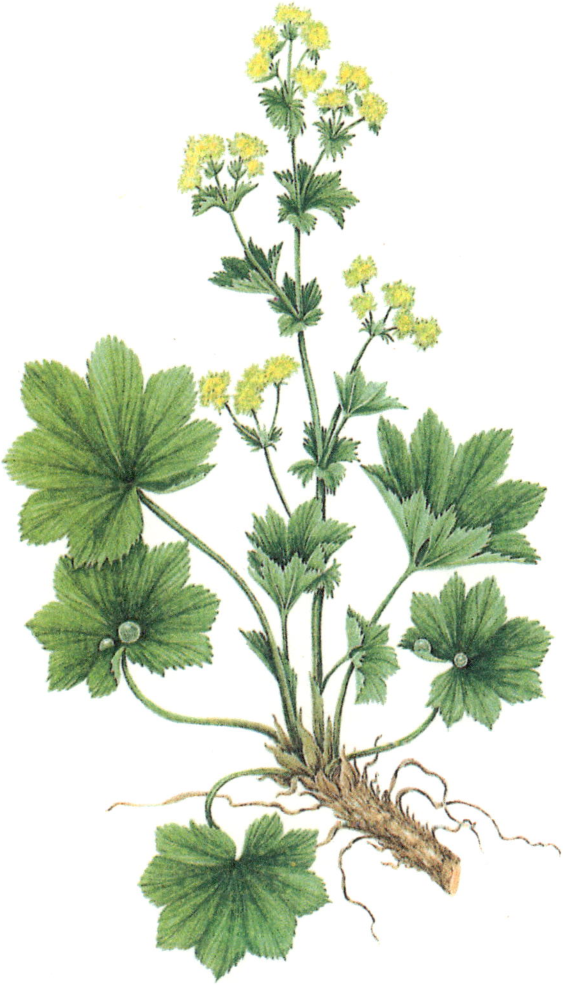

Frauenmantel

Alchemilla vulgaris

Ernte: Morgens bei trockenem Wetter die über dem Erdreich stehenden Teile, vor dem Aufblühen. Die Wurzel im September und Oktober ausgraben.

GOLDRUTE wird im Volksmund auch Allermacht-Heilkraut, Goldraute, Gülden-Wundkraut, Heilwundkraut, St.-Peter-Stab genannt. Die Goldrute kommt zumeist in gebirgigen Gegenden an Waldrändern, auf abgeholzten Waldplätzen und Wiesenhängen vor. Der buschige Stängel erreicht eine Höhe von ungefähr 80 cm und ist mit goldgelben Blütenähren besetzt. Blüten und Blätter sind kühlend und es geht eine sichtbare Beruhigung von dieser Pflanze aus. Allein der Anblick der Goldrute in der Landschaft wirkt beruhigend. Im Volksglauben meint man, dass ein Beruhigungsengel unmittelbar neben der Pflanze steht. Ihr Geruch ist von einer balsamischen Milde und unterscheidet sich wesentlich von der verwilderten Kanadischen Goldrute (Solidago canadiensis), die weitaus höher wächst, Waldränder, Seeufer und freie Plätze weithin überwuchert. Während unsere Goldrute in gewisser Hinsicht der Kleinen Königskerze ähnelt, ist die Kanadische Goldrute mit fächerartigen, spitz zulaufenden gelben Blütenrispen ausgestattet.

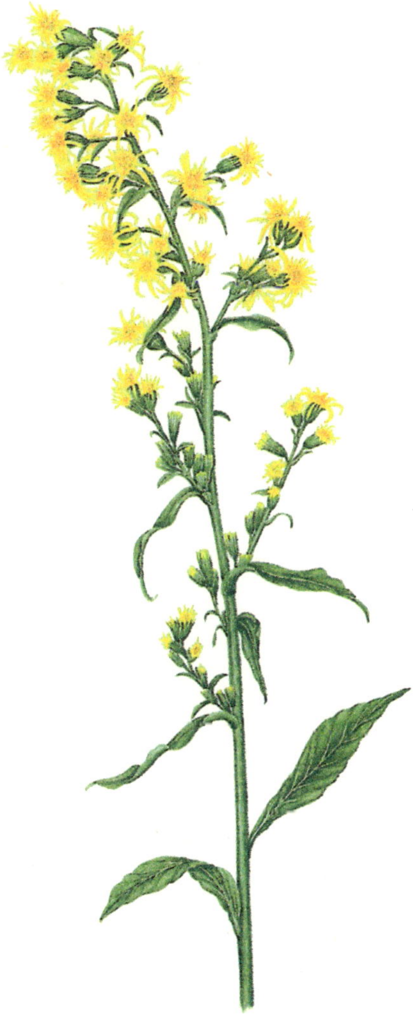

Goldrute

Solidago virgaurea

Ernte: Die Blüten werden in den Monaten Juli bis Oktober gesammelt

HAUSWURZ wird bei uns auf Mauern und Dächern gezogen. Vielen ist sie als Zierpflanze in Steingärten bekannt. Sie sieht aus wie eine Rosette, die sich aus zahlreichen dickfleischigen Blättern zusammensetzt. Aus der Mitte wächst ein bis zu 40 cm hoher Stängel, der, oben doldenartig angeordnet, sternförmige rosafarbene Blüten trägt. Als Umschläge wirken die Blätter der Hauswurz bei bösartigen Hautleiden, Gürtelrose und rissiger Haut heilend.

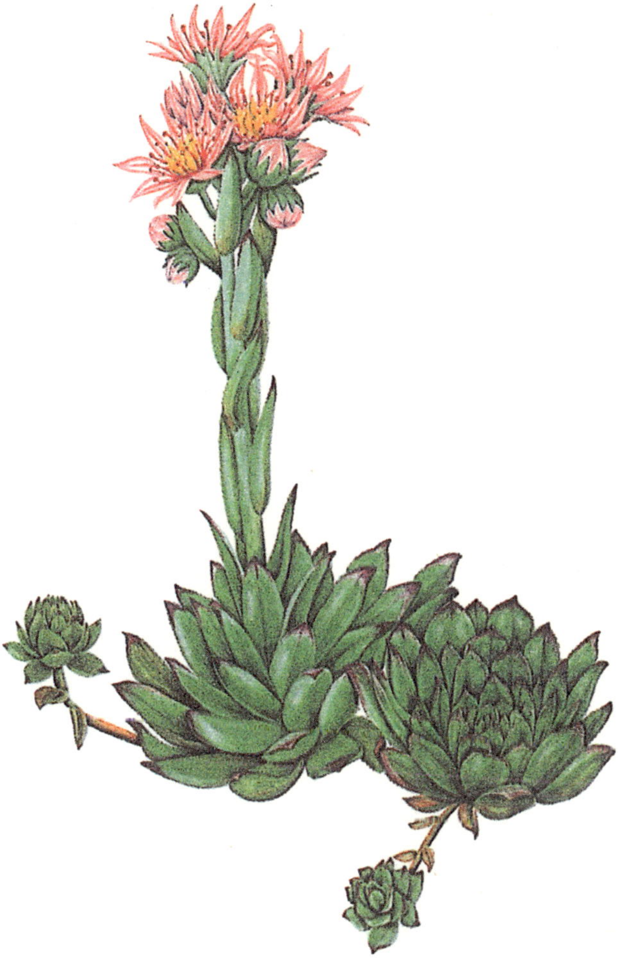

Hauswurz

Sempervivum tectorum

Ernte: Gesammelt werden die frischen Blätter von Anfang März bis gegen Ende Oktober.

HIRTENTÄSCHEL wird in Gärten und auf Äckern gewöhnlich als Unkraut angesehen. Doch schon im Mittelalter wusste man, dass seine Heilstoffe Blutungen stillen können. Die Pflanze stammt aus dem Mittelmeergebiet, findet sich heute aber auf allen Kontinenten bis in eine Höhe von 3000 Metern. Die Pflanze wird bis zu 30 cm groß, besitzt Grundblätter, Stängelblätter und kleine weiße Blüten. Blütezeit ist von April bis September. Die wesentlichen Inhaltsstoffe des Krautes sind Cholin, Acetylcholin, Tyramin und Diosmin. Das Hirtentäschelkraut kann bei Nasenleiden, Verletzungen, gegen Blutspucken und andere innere Blutungen sowie bei Nasenbluten verwendet werden.

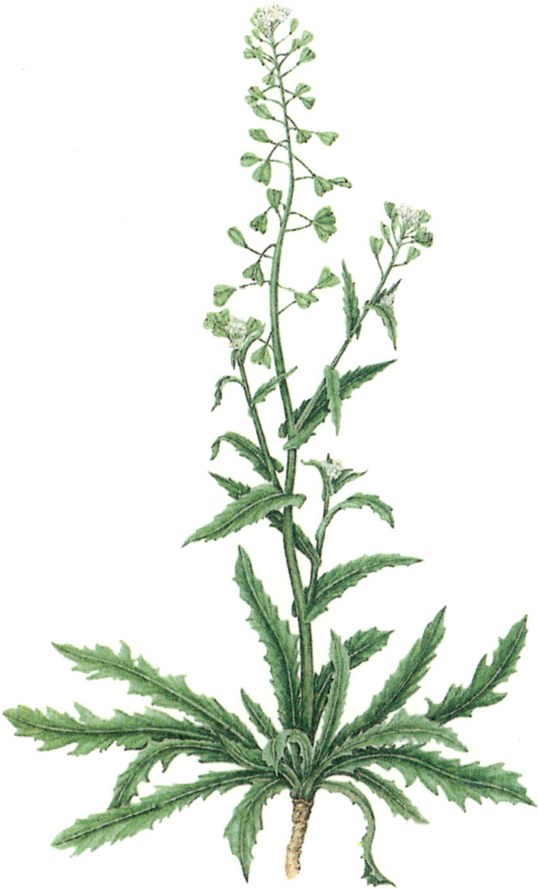

Hirtentäschel

Capsella bursa-pastoris

Ernte: Die beste Erntezeit ist Spätsommer oder Herbst, wenn schon ein Teil der Früchte ausgebildet ist, auf der Spitze des Stängels aber ein kleiner Federbusch aus nicht befruchteten Blüten als Rest besteht. Die Frucht selbst ist eine umgekehrt herzförmig geformte Schote.

HUFLATTICH ist das bekannteste und älteste Mittel gegen Husten. Schon die alten Griechen inhalierten die Dämpfe des brennenden Krautes, um Asthma zu lindern. Die Pflanze wird bis zu 15 cm hoch, hat vieleckige Blätter und goldgelbe Blüten. Sie gilt als erster Frühlingsbote, dessen Blüten bereits im März aus der Erde lugen. Der Huflattich gedeiht vor allem an lehmigen Standorten und Bächen. Die teilweise sehr breiten und herzförmigen Blätter, die nach der Blüte erscheinen, sind frisch als Salat zu empfehlen, sie haben einen hohen Vitamin-C-Gehalt. Die Blätter und Blüten, aus denen vor allem Tee gemacht wird, schimmeln leicht. Man sollte sie deshalb schnell bei bis zu 40 Grad trocknen. Vorsicht ist geboten bei Lungentuberkulose: Huflattich nicht ohne ärztlichen Rat anwenden! Man sollte ihn immer filtern! Innerlich nur alkaloidfreie Blätter und Blüten verwenden.

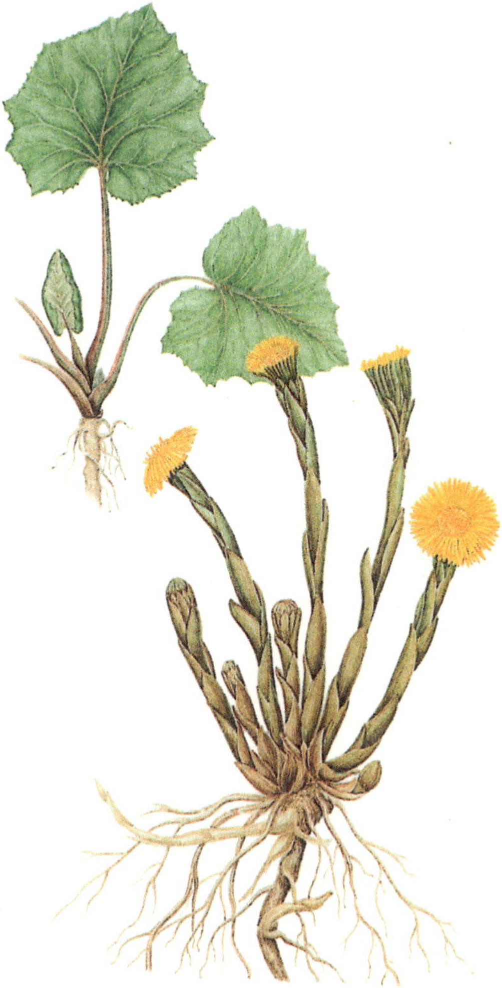

Huflattich

Tussilago farfara

Ernte: Die Blüten sammelt man von März bis April, die Blätter von Mai bis Juni.

JOHANNISKRAUT werden von alters her viele heilende und übersinnliche Kräfte zugesprochen. Es wird im Volksmund auch Johannisblut, Wund-, Blut- oder Konradskraut genannt. Die bis zu 90 cm hohe Staude trägt gelbe Blüten, die beim Zerdrücken einen roten Saft absondern. Man findet das Johanniskraut auf Äckern sowie an Wald- und Wiesenrändern in bis zu 2200 Metern Höhe. Als Heilmittel wird das blühende Kraut verwendet, frisch oder getrocknet. Es hilft als Tee gegen nervöse Beschwerden, Hysterie und unregelmäßige Periode, als Öl wirkt es heilend bei Wunden, Schrunden, Hexenschuss und Sonnenbrand.

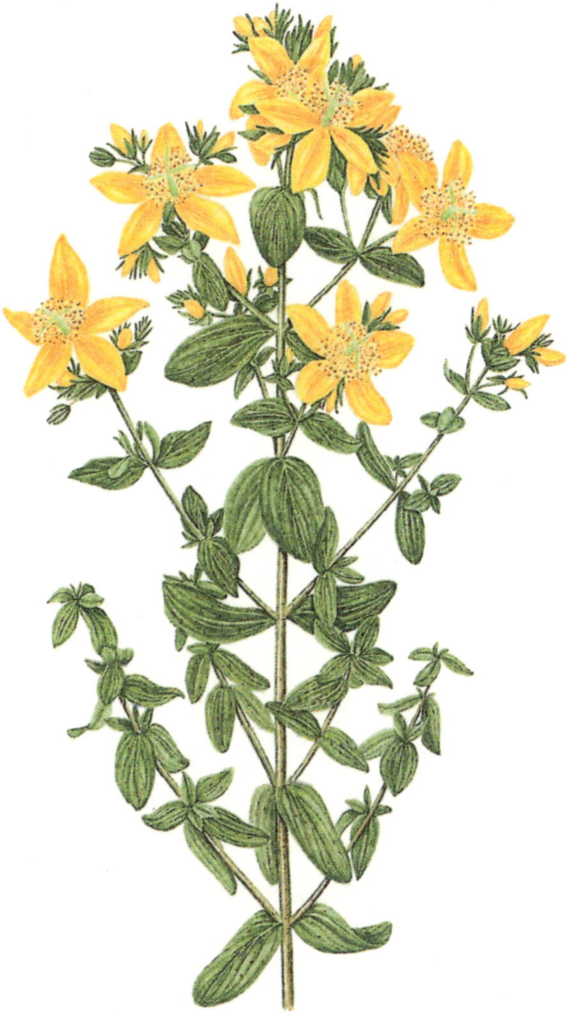

Johanniskraut

Hypericum perforatum

Ernte: Es wird in der Blütezeit, Juli bis August, eingesammelt.

Kalmus, auch Magenwurz genannt, liebt nasse Umgebungen. Er wächst in Verlandungsgebieten und in langsam fließenden Gewässern. Die Pflanze zeichnet sich durch hohe schwertförmige Blätter und einen grün-braunen Blütenkolben aus. Bei ihr wird als Heilmittel der getrocknete Wurzelstock verwendet. Sie enthält ein aromatisch riechendes, scharf schmeckendes ätherisches Öl mit Asaron und einen Bitterstoff. Dieser wirkt vor allem anregend auf Speichel-, Magensaft- und Darmsaftdrüsen. Dadurch wird der allgemeine Stoffwechsel gefördert und außerdem wird eine beruhigende Wirkung auf das Zentralnervensystem ausgeübt. Der Saft der Pflanze wirkt außerdem bei Augenleiden, Bäder davon bei Erfrierungen und das Wurzelöl äußerlich bei Haarausfall. Da der heimische Kalmus einen krebserregenden Stoff, Beta-Asaron, enthält, wird angeraten, ihn in der Apotheke zu kaufen.

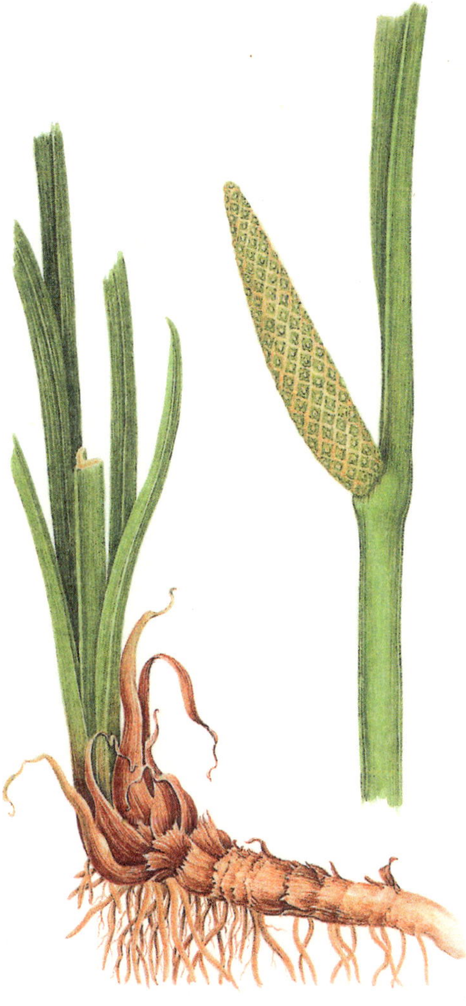

Kalmus

Acorus calamus

Ernte: Sammelzeit für alle Teile der Pflanze ist Oktober. Vorsicht, die Wurzel wirkt in großen Mengen als Brechmittel.

KÄSEPAPPEL ist der volkstümliche Name der Malve. Sie hat ihn ihrer charakteristischen Frucht wegen erhalten. Die zahlreichen Arten (von der Gartenmalve über die Königs-, Kraut-, Moschus- bis hin zur Feldmalve) sind hübsche kleine Pflanzen mit gelblichen, manchmal auch rosa oder violetten Blüten. Schon die Völker der Antike schätzten sie als Heilpflanze. Die Käsepappel übt vor allem auf Krankheiten, die von Entzündungen begleitet werden, eine heilende Wirkung aus. Und das mehr als jede andere Pflanze. Geschwollenes Gewebe wird weich, sodass die Genesung einsetzen kann. Ob innerlich oder äußerlich angewandt, die Käsepappel beruhigt und befreit das Gewebe von Giftstoffen. Sie wird bei Rippenfellentzündung ebenso empfohlen wie bei einer Reizung des Verdauungssystems oder des Harnapparates. Die Käsepappel gilt als unfehlbares Mittel gegen Infektionskrankheiten. Außerdem ist sie ein hervorragendes Mittel zur Hautreinigung, ob bei Akne oder Altersflecken. Die Käsepappel wird immer nur im Kaltansatz gewonnen. Heilkräftig allein ist der Schleimstoff der Pflanze, der über Nacht durch Kaltansatz aus der Pflanze gezogen wird.

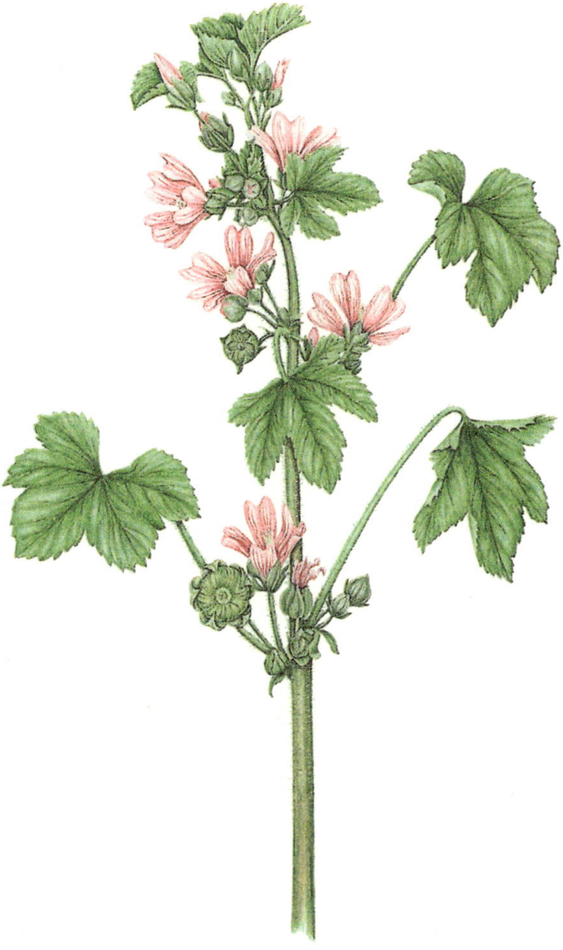

Käsepappel

Malva neglecta, Malva sylvestris

Ernte: Wild wächst die Käsepappel überall. Von Juni bis August blüht sie, das ist auch die Erntezeit. Die blaue Farbe der Blüten hält sich nur, wenn diese vor Licht geschützt werden. Die Wurzel wird im Herbst ausgegraben.

KAMILLE – Vor zwanzig Jahren lächelte man noch über die Lieblingspflanze unserer Großmütter. Heute dagegen weiß man die entzündungshemmenden Substanzen der Kamillenblüten wieder zu schätzen. Größte Bedeutung misst man ihrem ätherischen Öl bei. Es stellt nicht nur die kleinsten Blutgefäße (die bei einer Entzündung geweitet sind) wieder enger, sondern besitzt auch krampflösende Wirkung. Alle Kranken mit Magenstörungen, Krämpfen, Koliken, Darmbeschwerden sollten die Heilkraft der Kamille mit Aufgüssen, Sitzbädern und durch Einreibungen nutzen. Die Kamille kann erst nach dem Kochen ihre ganze Kraft entfalten, da das inaktive Pro-Azulen C erst bei höheren Temperaturen in das wirksame Azulen umgewandelt wird. Überdosierungen müssen vermieden werden, doch auch bei starken Verdünnungen (0,005 Prozent) werden die Bakterien noch abgetötet.

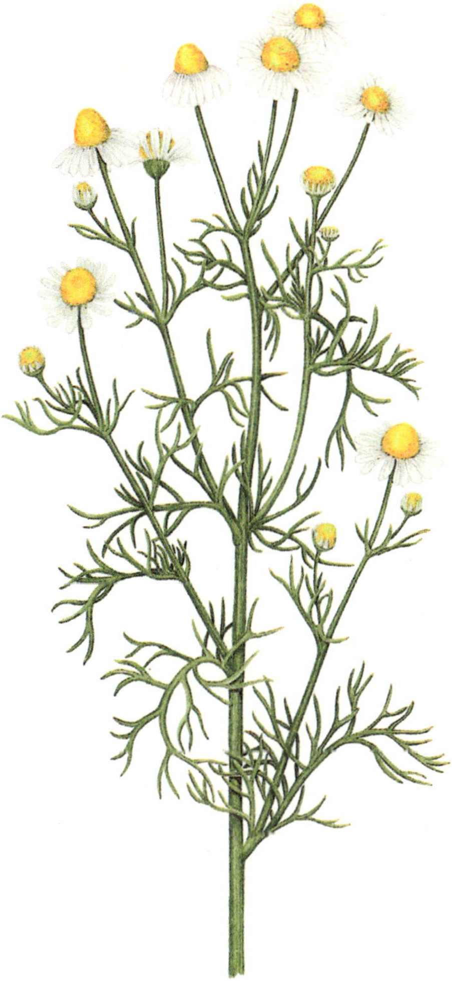

Kamille

Matricaria chamomilla

Ernte: Die Kamille, die vor allem an Äckern und Wegrändern wächst, sollte nur bei trockenem Wetter geerntet und dann rasch, in dünnen Schichten ausgebreitet, getrocknet werden.

LABRAUT hat viele volkstümliche Namen: Bettstroh, echtes Labkraut, gelbes Käselab, Harzbresten, Liebfrauenstroh, Marienbettstroh, Reuritzen. Es bevorzugt trockene Wiesen und Raine, kommt aber auch auf vertrockneten Sümpfen und in lichten Wäldern vor. Die bis zu 80 cm hohe Pflanze ist an der Spitze mit gelben Blüten besetzt. Ihr Hauptwirkstoff, das Labenzym, lässt die Milch gerinnen, weswegen Labkraut auch im Kindbett verwendet wurde, wie schon die Namen aussagen. Es wirkt außerdem leicht harntreibend und wird daher bei Nieren- und Blasenerkrankungen verwendet.

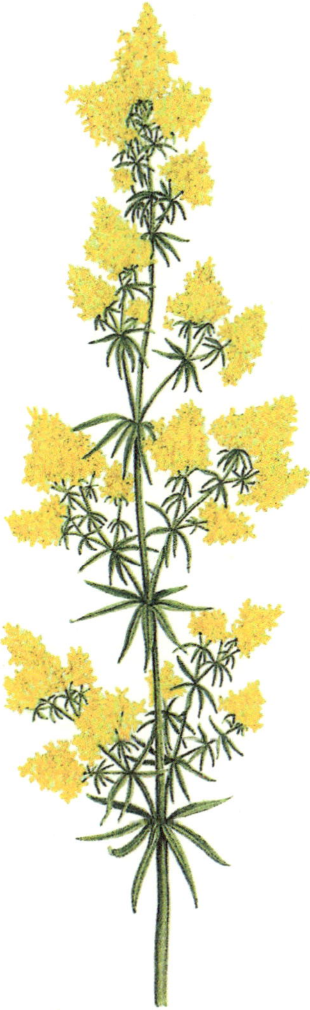

Labkraut

Galium verum

Ernte: Verwendet wird die ganze Pflanze, die von Juni bis Oktober gesammelt wird.

LÖWENZAHN – Im Frühling verwandelt er zu unserer Freude ganze Wiesen in gelbe Teppiche. Er erfreut den Menschen auch durch seine Heilkraft, die besonders in der Wurzel sitzt. Ihre Wirkstoffe Taraxacin und Inulin steigern die Ausscheidung der Verdauungsorgane enorm. Damit hilft er allen, die an Leber- und Gallestörungen, Ekzemen, Flechten, schlechter Verdauung und Koliken leiden. Auch Zuckerkranke vertragen diese Pflanze recht gut. Der Löwenzahn, ein Verwandter der Zichorie, stärkt den Organismus, regt ihn an, führt ab und reinigt das Blut. Bei äußerlicher Anwendung entwickelt er eine bemerkenswerte Wirkung gegen Geschwüre und Hauterkrankungen.

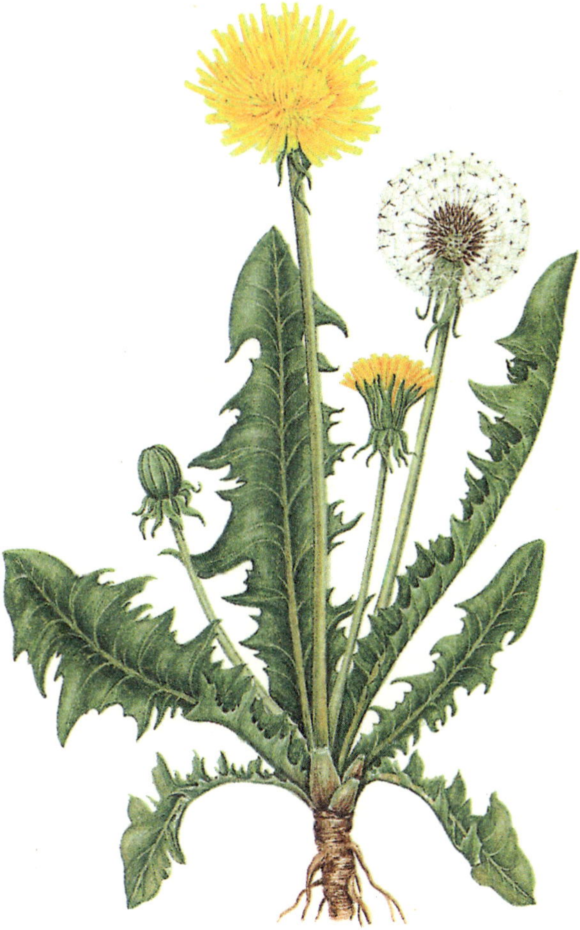

Löwenzahn

Taraxacum officinale

Ernte: Die Löwenzahnblätter werden im Frühjahr gepflückt, wenn sie zart und saftig sind, um einen Salat zuzubereiten. Aus den Blüten und Blättern im Sommer wird Tee zubereitet. Unbedingt die Pflanzenwurzel verwenden.

MAIS – Jeder kennt diese 2,50 Meter hohe Pflanze. Sie wird bei uns vor allem als Viehfutter angebaut. Ihre Bedeutung hat sie aber nicht nur als Nahrungsmittel für Tier und Mensch, sondern auch als wirkungsvolles Heilmittel. Besonders das Fasernetz, das den Kolben umgibt und Maisbart oder Maishaar genannt wird, ist als Beruhigungsmittel bekannt. Die Maishaare sind fast unbeschränkt verwendbar, da sie nicht reizen und trotzdem heftigste Schmerzen lindern wie bei Nierenkoliken, Harnblasenentzündungen, Rheuma und Gicht. Da ihre Wirkstoffe die Harnproduktion anregen, reinigen sie den Organismus, befreien ihn von Giftstoffen, unterstützen die Leber, das Herz und andere Organe.

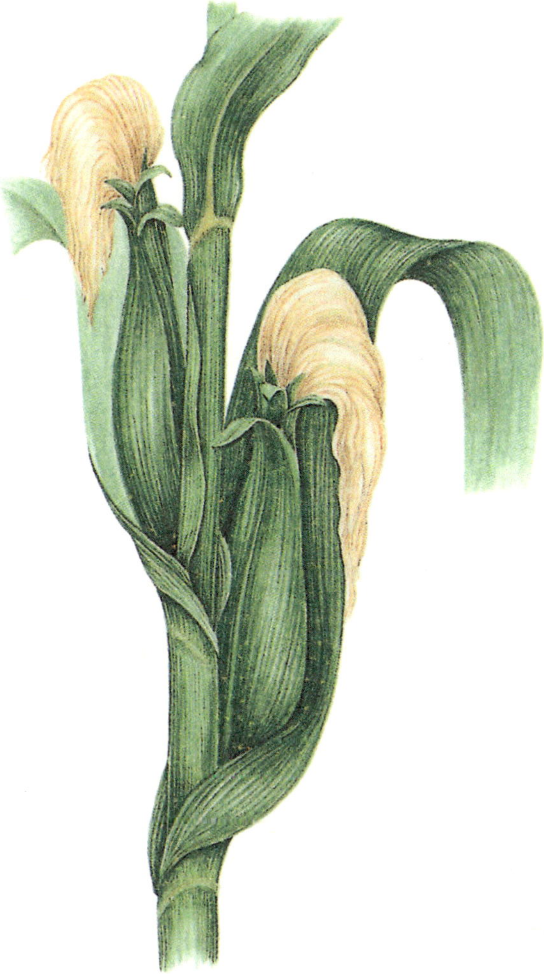

Mais

Zea mays

Ernte: Bei der Ernte im Herbst unbedingt beachten, dass nur „biologisch angebauter“ Mais verwertbar ist.

MEERRETTICH kommt nicht nur im Garten vor, sondern auch in der Natur an feuchten Gräben, Flussböschungen und Teichufern. Die gewellten Blätter dieser bis zu 1,50 Meter hohen Pflanze werden manchmal bis zu einem Meter lang. In der Blütezeit, von Juni bis Juli, trägt die Pflanze die winzigen, vierblättrigen Blüten, die sehr stark duften. Eine schwache Dosis der Wurzel belebt den Körper, besonders das Verdauungssystem, zu viel wirkt wie Dynamit, man sollte deshalb auf Allergien achten. Die Heilkräfte werden wegen ihrer harntreibenden Wirkung vor allem gegen Wassergeschwülste eingesetzt. Die Pflanze besitzt darüber hinaus einen hohen Vitamin-C-Gehalt, der Vitaminmangelkrankheiten entgegengewirkt. Breiumschläge heilen Hexenschuss, Magenschmerzen und Migräne.

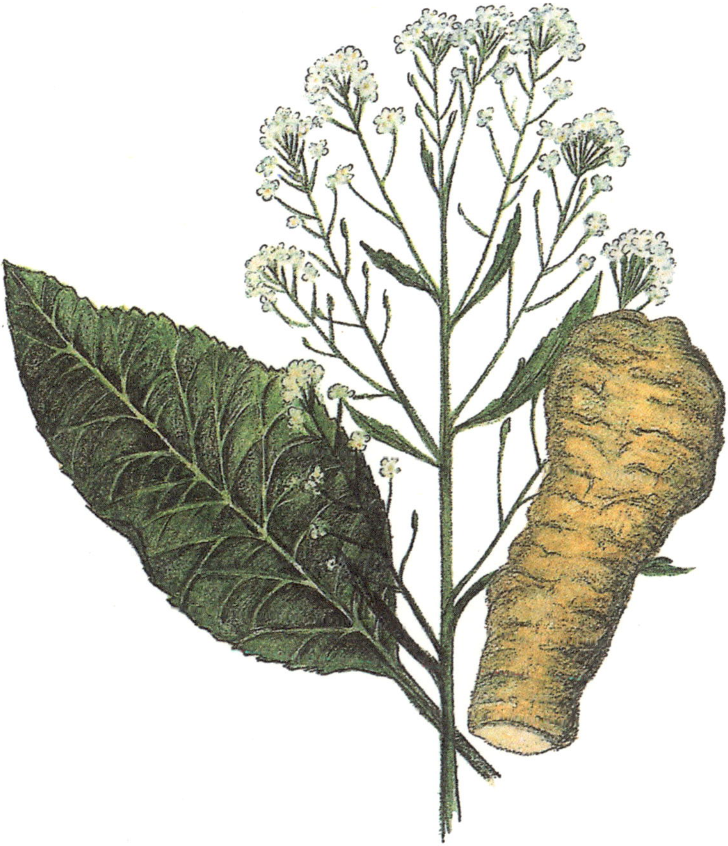

Meerrettich

Armoracia rusticana

Ernte: Entweder im Garten anbauen oder an feuchten Plätzen in der Natur suchen. Die Wurzel im Herbst ausgraben.

MISTEL ist ein Halbparasit, der im Winter leicht im kahlen Geäst der Bäume zu erkennen ist. Sie bevorzugt Obstbäume als Standort und wächst in manchen Gebieten in großem Ausmaß auf Pappeln. Die Eichenmistel ist aus medizinischer Sicht die wichtigste. Bei allzu starker Dosierung ist die Mistel allerdings giftig. Sie hat dann Sensibilitätsverlust und fortschreitende Lähmung zur Folge. Besonders die Beeren sind gefährlich, weshalb nur die grünen Teile, Blätter und Zweige verwendet werden sollten. Bei richtiger Dosierung ist sie allerdings ein wertvolles Mittel zur Blutdruckregulierung. Darüber hinaus ist sie harntreibend und krampfstillend.

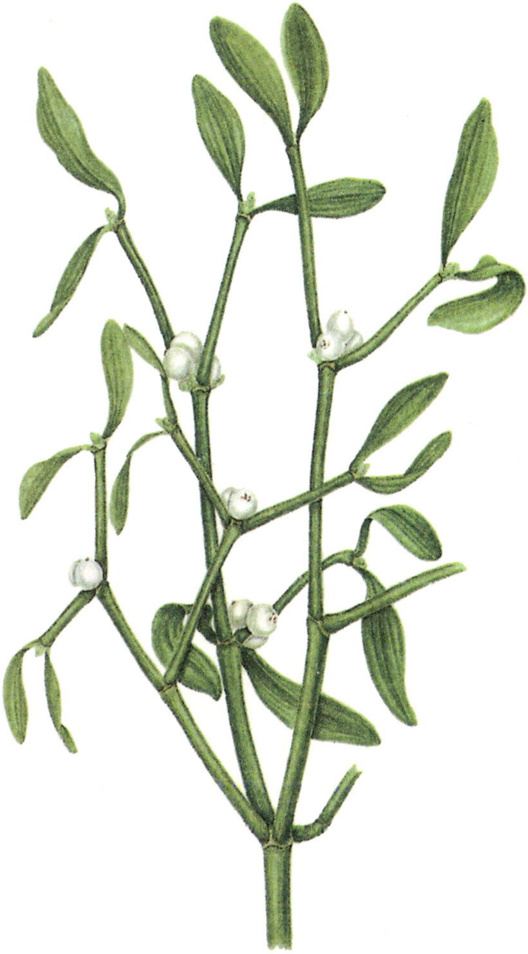

Mistel

Viscum album

Ernte: Die belaubten Zweige der Mistel gegen Ende des Herbstes pflücken. Vorhandene Beeren sorgfältig entfernen. Das Geerntete im Schatten trocknen lassen, in kleine Stücke brechen und in undurchsichtigen Glasgefäßen aufbewahren.

ODERMENNIG – Obwohl ein entfernter Verwandter der Rose, ist der Odermennig selbst eine eher unansehnliche Pflanze. Die bis zu 80 cm hohen rötlichen Stängel sind grob geformt und behaart, ebenso die Blätter. Die kleinen gelben Blüten öffnen sich unauffällig im Juli bis August und hängen in langen struppigen Ähren vom Stängel herab. Der Odermennig wächst überall, doch besonders auf lehmigen Böden. Vor allem mag er sonnige Lichtungen, Böschungen und magere Weiden. Seine Blüten und Blätter soll man im Sommer pflücken. Sie wirken als leichtes Harntreibemittel, auch heilen sie Schnitte, Geschwüre und Entzündungen. Beachtlich ist auch die Wirkung gegen Müdigkeit. Nebenwirkungen sind bei dieser Pflanze keine bekannt.

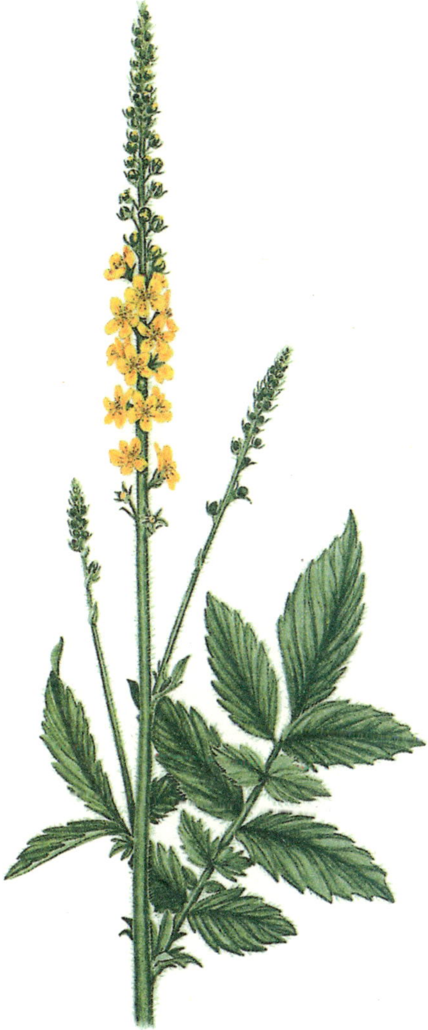

Odermennig

Agrimonia eupatoria

Ernte: Man soll die Pflanze Juni und Juli ernten.

PESTWURZ – Im Volksmund auch Großer Huflattich, Hutplagen, Pestilenzwurz, Schweißlattich genannt, wächst an Waldrändern und Flussufern, Bächen und feuchten Wiesenrändern. Die Pestwurz ist eine Frühlingspflanze, die rötlichgelben Blütenkolben kommen vor den Blättern, die auf der Unterseite filzig sind. Die Blätter werden hutbreit und als Abschirmung gegen heiße Sonnenstrahlen benützt. Sie sind großartig bei Verstauchungen und Verrenkungen und werden hier als Auflage verwendet. Die Wurzel muss vor der Blüte gesammelt werden.

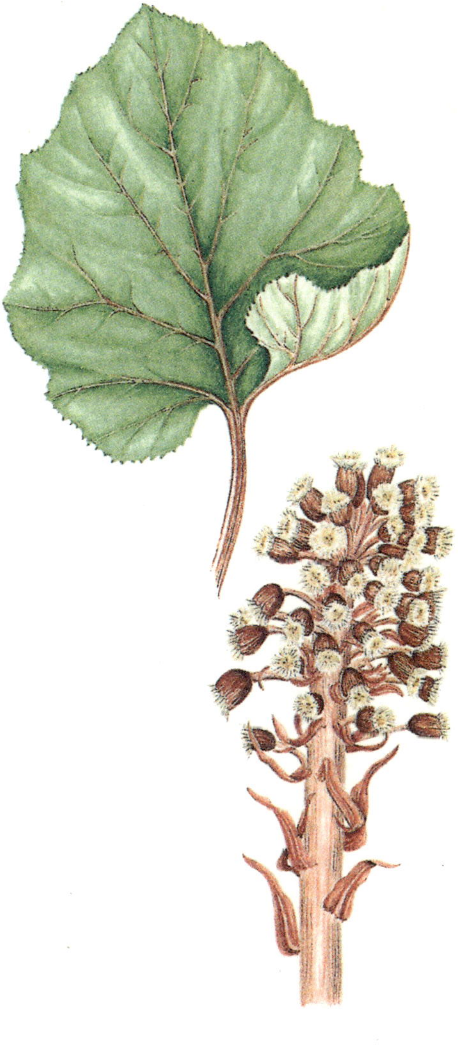

Pestwurz

Petasites officinalis = Petasites hybridus

Ernte: Man sammelt die fieberwidrige Wurzel, die in Pestzeiten große Beachtung gefunden hat, noch vor der Blütezeit.

PETERSILIE wird nachgesagt, Reaktionsvermögen und Kraft zu stärken. Wenn dies auch übertrieben ist, so hat die Pflanze doch allerlei heilsame Wirkstoffe und einen reichen Gehalt an Vitamin C. Die zweijährige Pflanze mit dem dicken Wurzelstock bildet im ersten Jahr zwei- bis dreifach gefiederte Blätter. Erst im zweiten Jahr wächst der verzweigte Stängel, der oft über 50 cm hoch wird und kleine gelbgrüne Blüten trägt. Wer sich nicht so gut auskennt, kann die wild wachsende Petersilie auch leicht mit dem gefährlichen Schierling verwechseln!* Deswegen sollte man sich auf die angebaute Gartenpetersilie verlassen. Ihre Wirkstoffe sind ein ätherisches Öl mit Apiol und Myristicin. Durch das Öl wird die Niere gereizt, was eine harntreibende Reaktion hervorruft. Außerdem steigt die Schweißproduktion und das Fieber wird gesenkt. Die Petersilie ist gut bei Leberkrankheiten, Gelbsucht, Ekzemen, Rheuma, Gicht und Harnsteinen. Zu große Mengen, besonders der Früchte, können allerdings schwere Leber- und Darmstörungen hervorrufen! Auch das zentrale Nervensystem kann so geschädigt werden!

* Dieser riecht allerdings nach Mäuseurin!

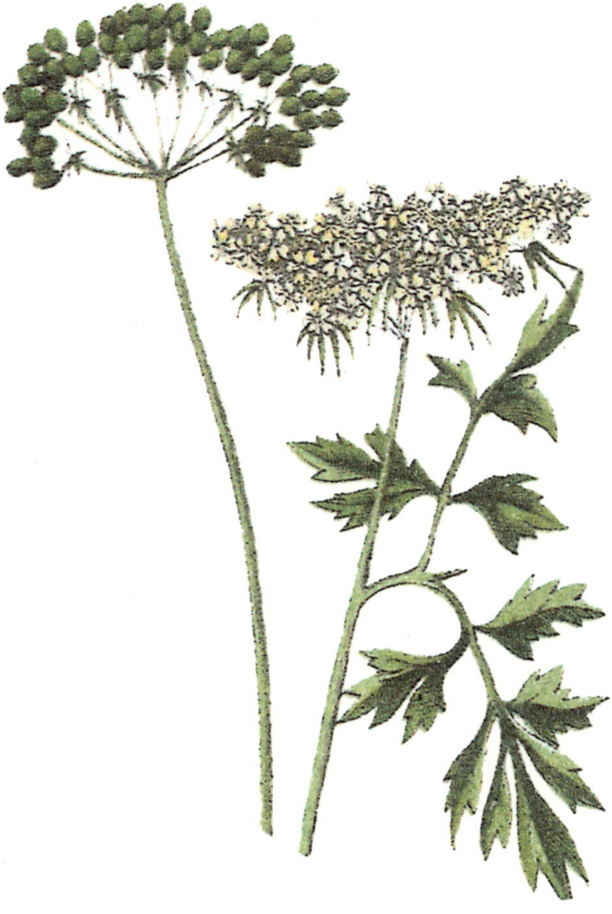

Petersilie

Petroselinum crispum

Ernte: Die Petersilie wird zwischen Februar und August ausgesät. Die Wurzel gräbt man im Herbst aus. Wenn man sie zu lange bewahrt, wird sie hart und unbrauchbar. Die Samenkörner von zweijährigen Schößlingen pflücken.

RINGELBLUME – Es gibt zwei Arten von Ringelblumen: eine gezüchtete mit doppelten Blüten und eine wilde. Ihre Vorzüge und ihr Aussehen sind gleich. Schon im Mittelalter wurde die Pflanze gegen Darmstörungen und Leberbeschwerden verschrieben. Heute schreibt man dieser Blume mit ihren vollen orangefarbenen Blüten immer noch eine Vielzahl heilsamer Wirkungen zu. Da sie anregend und krampflösend wirkt, verwendet man sie bei Asthma, Husten, Schlaflosigkeit, Herzjagen und Angstzuständen. Auch äußerlich wird die Ringelblume vielfach angewendet. Sie hat vernarbende Eigenschaften bei Quetschungen, Frostbeulen, Ekzemen und Geschwüren. Mit Erfolg wird sie auch bei Entzündungen der Haut und der Schleimhäute eingesetzt. Frauen, die ihre Menstruation regeln wollen, werden von der Ringelblume nicht enttäuscht.

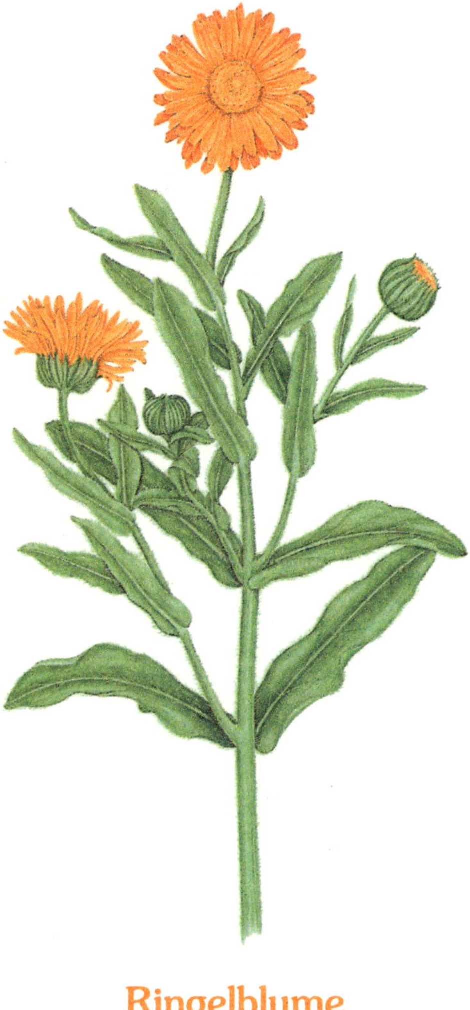

Ringelblume

Calendula officinalis

Ernte: Die Blüten und Blätter bei strahlendem Sonnenschein pflücken, weil da die Heilkräfte die größte Wirkung haben. Entweder frische oder gut im Schatten getrocknete Pflanzenteile verwenden. Die Blume züchtet man am besten selbst im Garten.

SALBEI wird in verschiedene Arten eingeteilt, die Merkmale sind jedoch gleich: weiche, in sich gemusterte Blätter und seltsame, wie ein offener Schnabel geformte Blüten. Die beiden häufigsten Arten sind die nützlichsten: der Königssalbei, auch Barten-, Edel-, Tugend-, Kreuz- oder gemeiner Salbei genannt, und der römische Salbei. Die Wirkstoffe des Salbei regen an, aktivieren den Blutkreislauf und unterstützen das Nervensystem. Doch werden auch Brechreiz und Durchfall erfolgreich bekämpft. Er wirkt außerdem fiebersenkend, verhindert Schweißausbrüche bei Infektionskrankheiten und senkt überhöhte Blutzuckerwerte. Auch zur Vernarbung von Wunden trägt er bei. Für Frauen ist Salbei besonders heilsam, denn er senkt ungewöhnlichen Blutverlust bei der Menstruation, kräftigt die Gebärmutter und heilt Weißfluss. Darüber hinaus ist er für die Schönheit unverzichtbar, bewahrt er doch eine gesunde Haut und dämmt den Haarausfall.

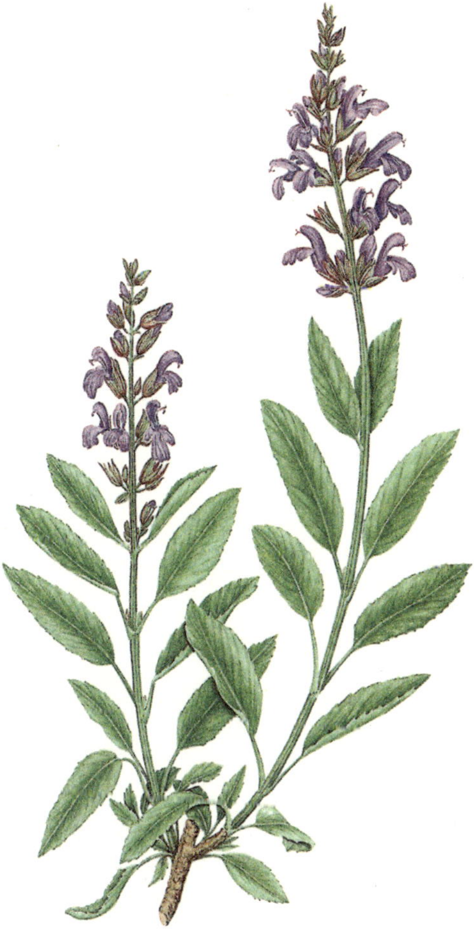

Salbei

Salvia officinalis

Ernte: Alle Salbei-Arten besitzen die gleichen Eigenschaften. Man kann sie in der Natur alle pflücken. Im Garten sollte man den Königssalbei ziehen.

SCHAFGARBE – Das Kraut mit den zarten Schirmen aus weißen oder rosa Blüten hat noch viele Namen: Saugkraut, Achilienkraut, Balsamkraut, Berufskraut. Seine kammartig gezähnten Blätter wurden oft als Verband verwendet. Medizinisch angewendet werden sowohl Blüten als auch Kraut. Sie regen die Verdauungssäfte an und wirken dadurch krampflösend. Nervosität bei Frauen oder einer unregelmäßigen Menstruation kann mit der Schafgarbe entgegengewirkt werden. Sie ist außerdem ein Blutreinigungsmittel und hilft auch bei Akne und Flechten. Sie hilft bei Blutungen, indem sie sie stillt und die Wunde durch ihre antiseptischen Eigenschaften desinfiziert. Mit der Schafgarbe gibt es keine Infektionen mehr.

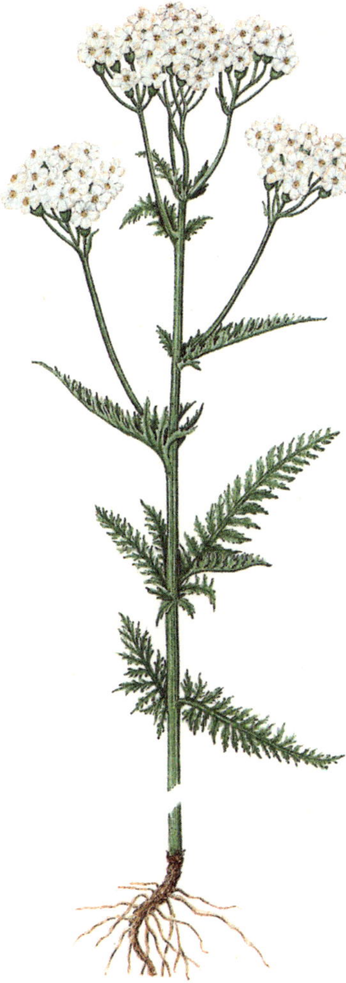

Schafgarbe

Achillea millefolium

Ernte: Blätter und Blüten unmittelbar vor dem vollen Aufblühen der Pflanze ernten. Das Kraut ist auf allen trockenen Wiesen zu finden.

SCHLÜSSELBLUME – Die beliebte Frühlingsblume mit ihren goldgelben Blüten findet man auf allen Wiesen. Sie ist als Heilpflanze bei Bronchitis geschätzt und wirkt auch harntreibend. Dem Schlüsselblumentee wird auch eine gute Wirkung bei Migräne, Gicht und Rheuma nachgesagt. Die Waldschlüsselblume, die einen etwas höheren Wuchs und hellere Blüten besitzt, hat die gleiche Wirkung.

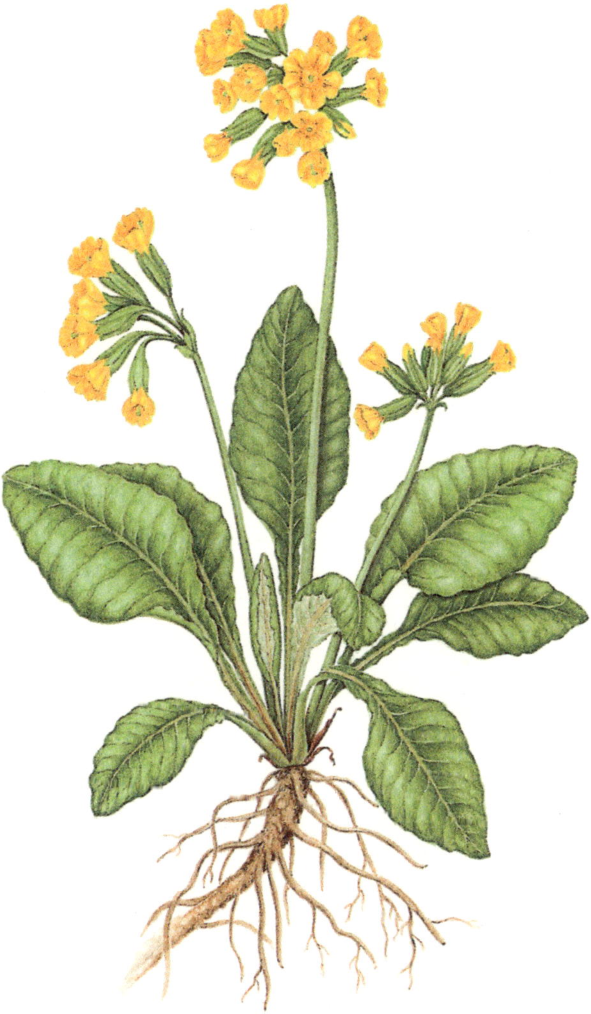

Schlüsselblume

Primula veris, Primula elatior

Ernte: Die Wurzeln, der heilkräftigste Teil der Pflanze, werden im September geerntet.

SCHÖLLKRAUT dringt überall vor und entfaltet seine gelappten Blätter mit den vier Blütenblättern. Wenn man den Stängel abbricht, tropft ein orangefarbener Saft heraus; Vorsicht, dieser Saft ist giftig, ebenso die Wurzel. Deshalb soll das Schöllkraut nur äußerlich angewendet werden. So wirkt die Pflanze harntreibend und abführend. Sie ist deshalb bei Gicht und Rheuma sehr zu empfehlen. Sie ist ein Spezialmittel gegen Gelbsucht oder andere Entzündungen der Leber. Auch Verschleimungen der Gallenwege werden durch Schöllkraut geheilt, ebenso Angstzustände. Weiters wirkt es beruhigend, schlafördernd und krampflösend. Doch Heilerfolge gibt es auch auf anderen Gebieten. So verschwinden Flechten, Warzen und Hühneraugen.

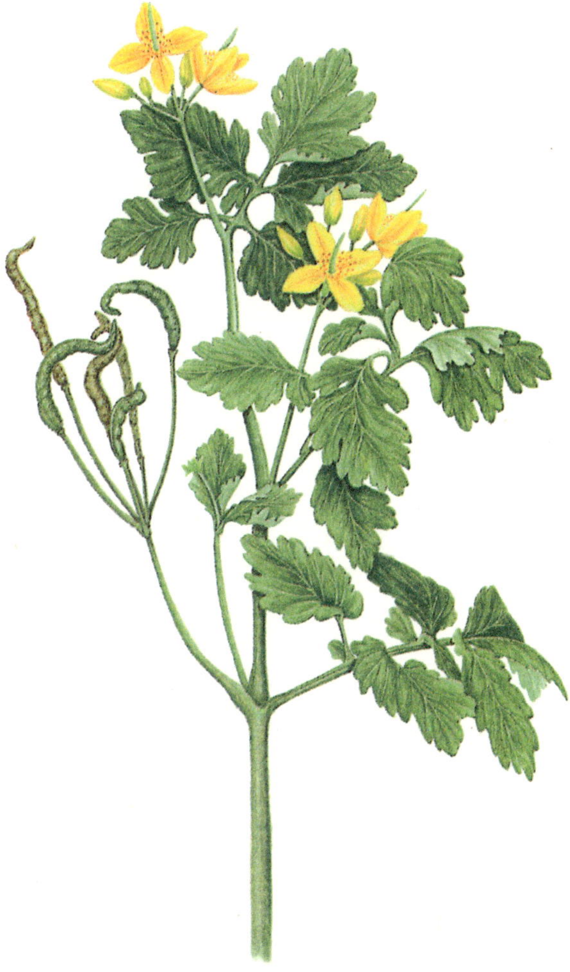

Schöllkraut

Chelidonium majus

Ernte: Junge Pflanzen zu Beginn der Blüte pflücken. Wirksam sind alle Pflanzenteile. Vorsichtig ausgraben, damit der Stängel nicht abbricht und der Saft ausfließen kann.

SPITZWEGERICH ist eine bis zu 30 cm hohe Pflanze mit schmalen, schwertähnlichen Blättern. Die Blüten sitzen als kugelige Ähre auf dünnen, aufrechten Stängeln. Man findet die Pflanze an Wegrändern und auf sauerstoffarmen Böden. Als Heilmittel werden Saft, Blätter und Wurzeln, selten der Samen, eingesetzt. Die Wirkstoffe der Pflanze sind leicht hustenlösend und wirken regulierend auf zu träge oder zu rasche Darmtätigkeit. Innerlich angewendet hilft die Pflanze bei Lungenleiden, Zahn-, Kopf- und Ohrenschmerzen. Auch zur Wundbehandlung ist sie durch Auflegen der Blätter geeignet.

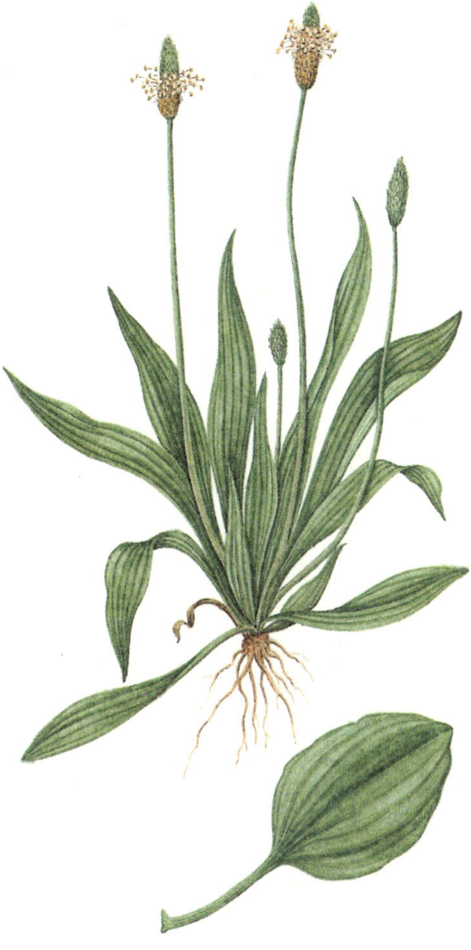

Spitzwegerich

Plantago lanceolata

Ernte: Die Blätter werden im Frühjahr bis zur beginnenden Blüte gesammelt und möglichst rasch bei 30-50 Grad Celsius getrocknet. Die Samen werden bei trockenem Wetter in der Reifezeit, August bis Oktober, geerntet.

TAUBNESSEL erinnert im Aussehen an die Brennnessel, allerdings sondern die Haare ihrer Blätter kein Gift ab; daher wohl auch ihr volkstümlicher Name „tote Nessel“. Es gibt unterschiedliche Arten: die Goldnessel, die Gefleckte Taubnessel, die Rote Taubnessel und die Weiße Taubnessel. In der Wirkung sind sie gleich, doch weit verbreitet wächst nur die letztgenannte. Sie wächst in Wäldern, auf Ödland und auch ganz in der Nähe von Wohnstätten. Der Stängel wird bis zu 40 cm hoch. In den Blattachsen der brennnesselähnlichen Blätter wachsen die weißen Lippenblüten, die an ein halb geöffnetes Maul erinnern. Es werden sowohl die Blätter als auch die Blüten verwendet. Sie wirken harntreibend, reinigen und stillen das Blut. Bei Durchfall, Milzerkrankungen, Blutergüssen und Beschwerden der Atemwege wirken sie außerordentlich heilsam. Äußerlich angewendet wirkt die Pflanze gegen Schwellungen und Krampfadern.

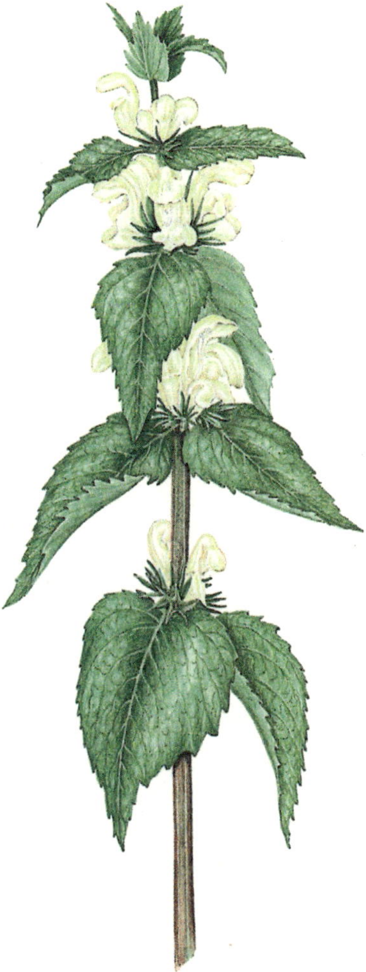

Taubnessel

Lamium album

Ernte: Blätter und Blüten zwischen Mai und Juni kurz vor dem Aufblühen pflücken. Im Schatten trocknen. Vorsicht, Taubnesseln werden oft als Unkraut mit Chemikalien behandelt.

THYMIAN gehört zur Familie der Lippenblütler und kommt bei uns an sonnigen Waldrändern vor. Der kleine Halbstrauch blüht von Juni bis September und verbreitet einen starken aromatischen Duft. Zu Heilzwecken verwendet man das ganze blühende Kraut über der Erde, davon bevorzugt die obersten blühenden Triebe. Das ätherische Öl, das der Thymian beinhaltet, wirkt krampflösend und desinfizierend. Er wird deswegen oft bei Erkrankungen der Atemwege eingesetzt. Fälle von Asthma und Bronchitis können damit gelindert werden. Außerdem belebt Thymian den Verdauungsapparat und regt den Appetit an, daher seine Beliebtheit als Gewürz. Vor einer Überdosis sollte man sich deshalb hüten!

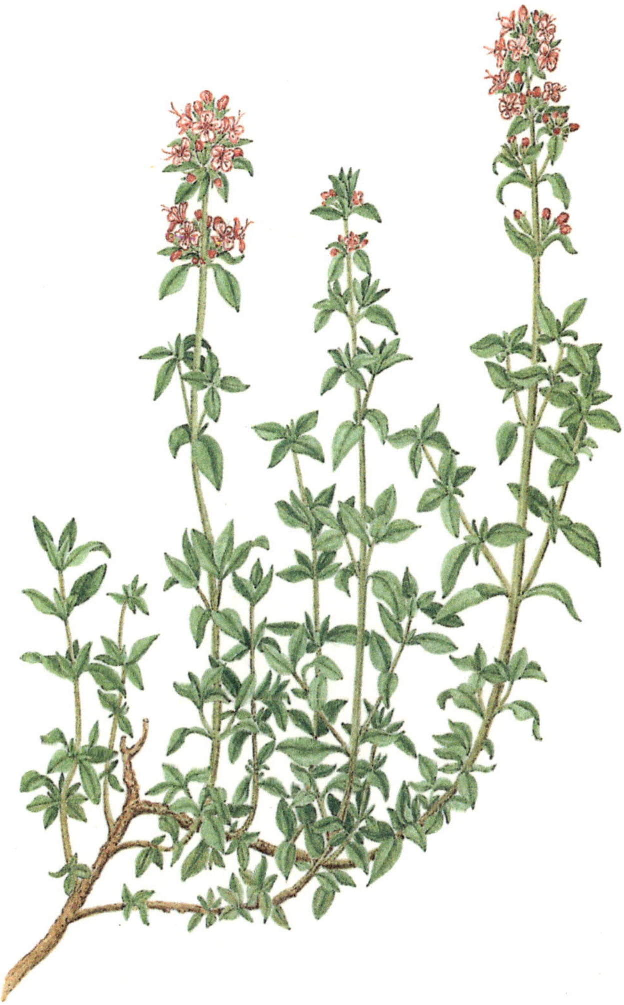

Thymian

Thymus serpyllum

Ernte: Zu Heilzwecken verwendet man das ganze blühende Kraut über der Erde, davon bevorzugt die obersten blühenden Triebe.

VOGELKNÖTERICH ist eine weit verbreitete, unscheinbare Pflanze. Je nach Standort bildet er seine Triebe aus: auf Kiesflächen magere, kriechende Triebe; auf fetten Böden kräftige, aufsteigende Triebe. Als Unkraut wächst er auf Ödflächen, Bahngleisen, an Wegrändern und Hausplätzen. Schon die Römer schätzten seine blutstillende Wirkung. Der Vogelknöterich ist bei Bronchitis und bei der Nachbehandlung von Lungenentzündung wirksam. Er besitzt eine stark blutstillende Wirkung und hilft deswegen bei Blutspucken, blutigem Durchfall und zu starker Menstruation. Darüber hinaus regt er Verdauung und Nierentätigkeit an, was für eine gesunde Ernährung wichtig ist.

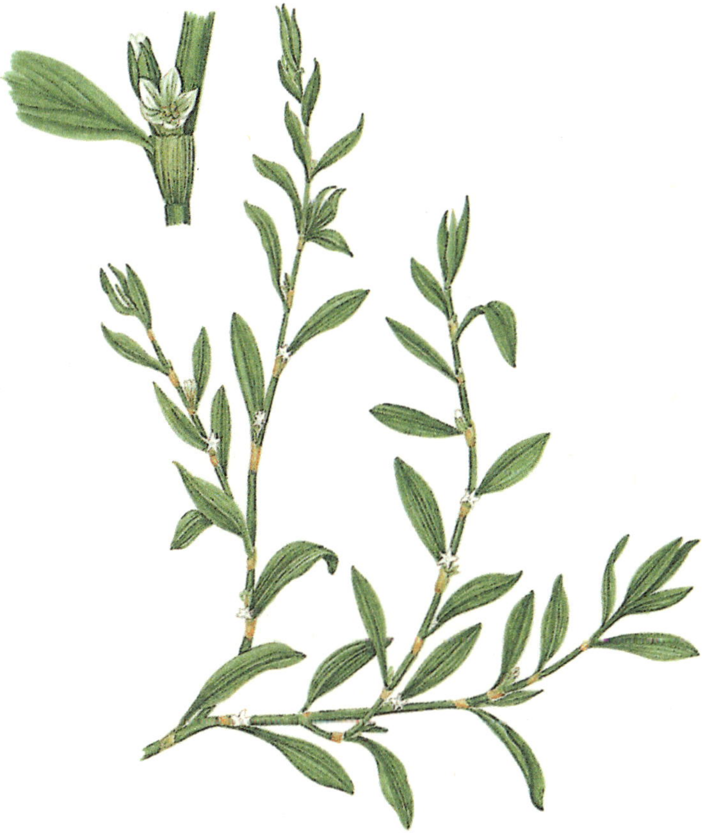

Vogelknöterich

Polygonum aviculare

Ernte: Saft und Kraut der Pflanze sollten im Spätsommer gewonnen werden, die Wurzel dagegen im Herbst.

WALNUSS – Bereits in der Antike galt der Walnussbaum als „königliches Gewächs". Der Baum blüht von April bis Mai, die Früchte reifen im Herbst. Die herabgefallenen Früchte sind von einer dicken grünen, braun gesprenkelten Hülle umgeben, die beim Anfassen braune Flecken auf der Haut hinterlässt. Das Innere der Walnuss ist ein Kern mit runzliger Oberfläche. Dieser Nusskern ist reich an nahrhaften Substanzen. Er enthält viel Vitamin B, Eiweiß und Fettstoffe. Als Heilmittel ist der Walnussbaum sehr wertvoll: Blätter, Rinde, Kätzchen, Saft, Knospen und Nussschalen - alles ist medizinisch nutzbar. Der Saft wird als Blutreinigungsmittel verwendet, die Knospen sind als Salbe gut bei Haarausfall und Schuppen. Die Kätzchen wirken gegen Blutungen aller Art und die Rinde ist ein wirkungsvolles Mittel gegen Würmer. Blätter und Nussschalen verhindern Infektionen und bekämpfen erfolgreich verschiedene Hautkrankheiten.

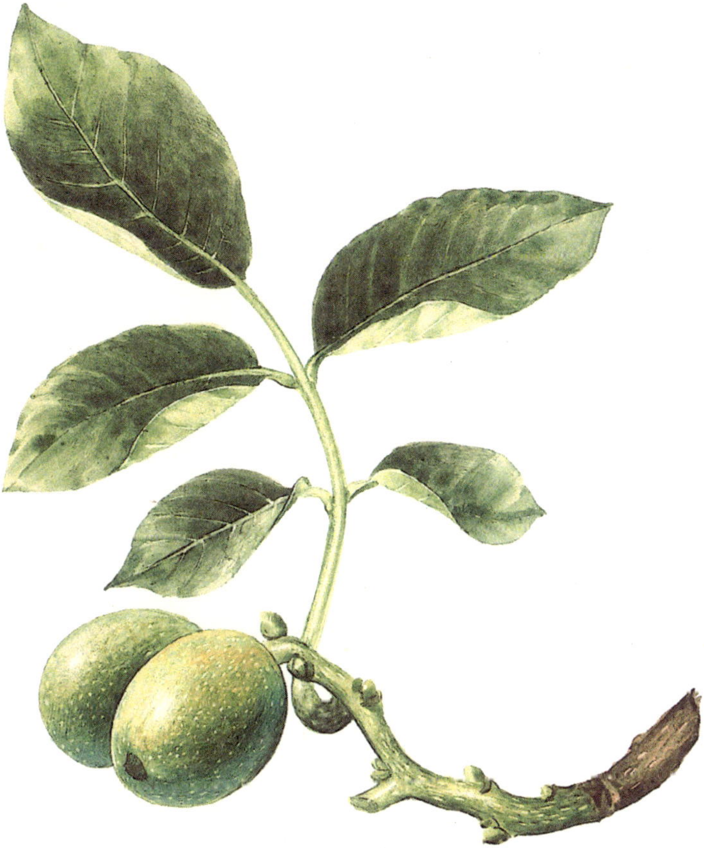

Walnuss

Juglans regia

Ernte: Rinde und Saft werden im Frühjahr gewonnen, ebenso Kätzchen und Knospen. Blätter dagegen im Frühsommer und die grünen Nussschalen nach dem Herabfallen.

WEGWARTE wird auch Zichorie genannt und ist unter diesem Namen wesentlich bekannter. Aus ihrer Wurzel wurde in Notzeiten Kaffeersatz, der Zichorienkaffee, gemacht. Die Wegwarte wird bis zu einem Meter hoch und ist, wie der Name schon sagt, besonders an Wegrändern zu finden. Sie trägt blaue Blüten, die sich nur bei Sonnenschein öffnen und sehr schnell verblühen. Ihre Heilwirkung macht sich besonders bei Appetitlosigkeit, gestörtem Galleabfluss und Leberstörungen bemerkbar. Beschwerden, die ihre Ursache in Stoffwechselstörungen haben, vergehen durch den Genuss der Wegwarte. Deshalb wird sie häufig bei Hautleiden und unreiner Haut angewendet.

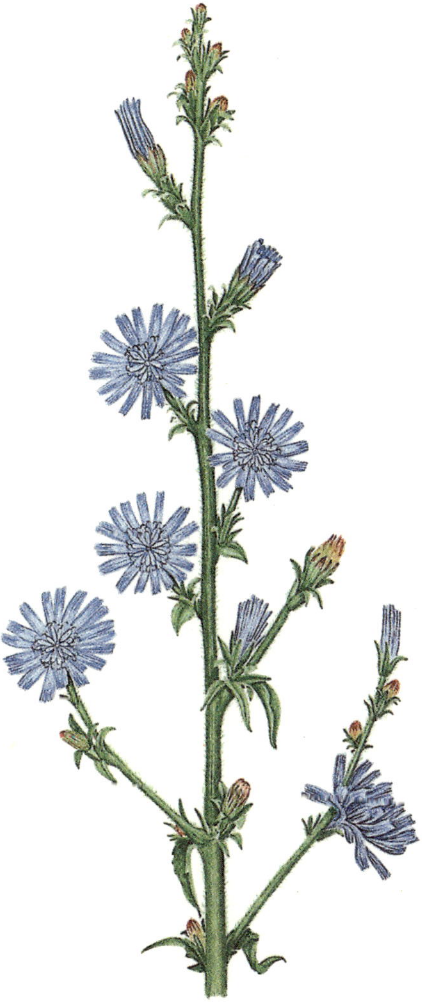

Wegwarte

Cichorium intybus

Ernte: Das blühende Kraut wird im Juli geerntet, die Wurzel gräbt man im Spätherbst aus. Beides wird an der Luft getrocknet.

Kleinblütiges Weidenröschen – Erst in der letzten Zeit hat es als Arzneipflanze wieder Bedeutung erlangt. Die Pflanze gehört zur Familie der Nachtkerzengewächse. Sie wird bis zu 80 cm hoch, hat lanzenähnliche Blätter und kleine hellviolette oder blassrosafarbene Blüten. Das Kleinblütige Weidenröschen wächst in Röhrichten, an Bach- und Flussufern sowie an Gräben. Der Tee dieser Heilpflanze lindert vor allem Prostatabeschwerden. Eine andere Wirkung hat das Waldweidenröschen (Großblütiges Weidenröschen), dessen Kraut gut gegen Kopfschmerzen, Migräne, Schlafstörungen und Frühjahrsmüdigkeit ist.

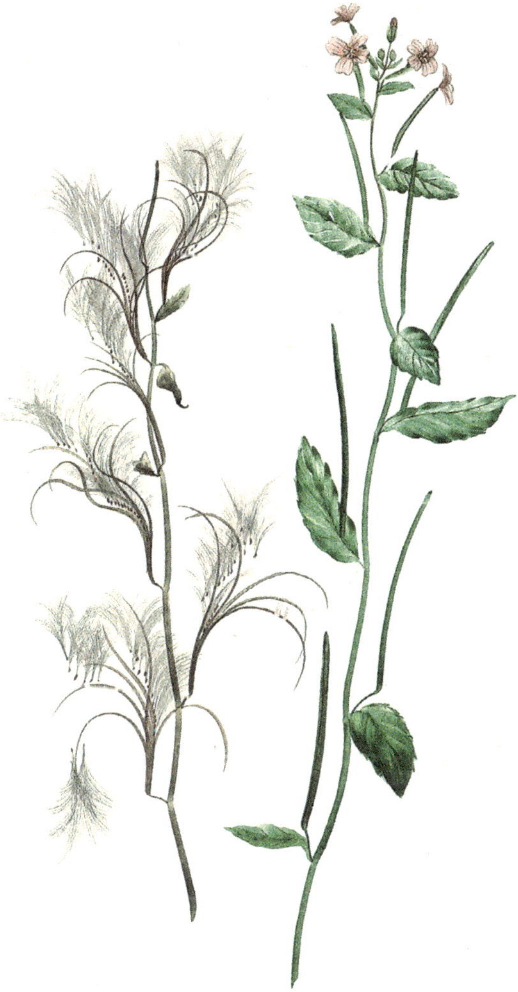

Kleinblütiges Weidenröschen

Epilobium parviflorum und andere

Ernte: Die oberen Teile der blühenden Pflanzen werden in den vom Frühjahr an abgeschnitten und an schattigen, gut belüfteten Plätzen getrocknet.

WEISSDORN gehört in die Familie der Rosengewächse. Er hat viele Namen wie Mehlbaum, Müllerbrot, Christ-, Hage- oder Heckdorn. Der Strauch, den man in der Nähe von Gebüschen und in hellen Laubwäldern findet, wird manchmal bis zu fünf Meter hoch. Der Weißdorn ist schon seit jeher als heilkräftige Pflanze anerkannt. Dabei werden in erster Linie die Blüten und Früchte verwendet, die herzwirksame Stoffe beinhalten. In der modernen Medizin wurde nachgewiesen, dass die Herzdurchblutung um 80 Prozent gesteigert wird. Weißdornpräparate haben bei Bluthochdruck, Herzmuskelschwäche und Durchblutungsstörungen des Gehirn den Vorteil, dass sie keine Nebenwirkungen haben.

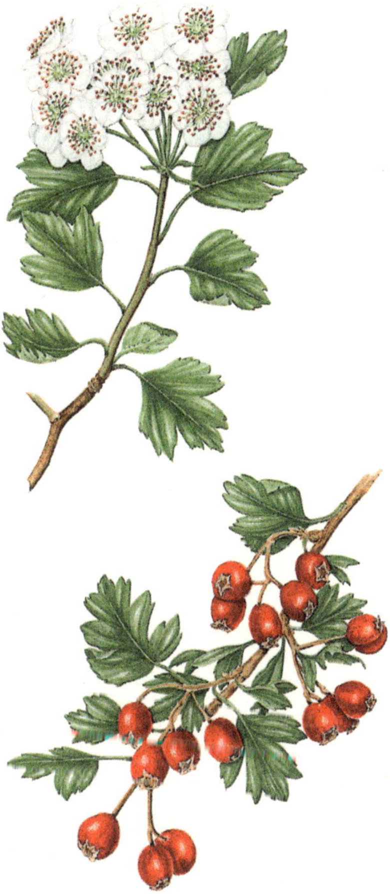

Weißdorn

Crataegus monogyna und laevigata

Ernte: Meiden Sie Weißdornhecken, die am Straßenrand stehen. Die Rinde sollte im Frühjahr geröstet werden und ist frisch und getrocknet zu verwendet. Die kleinen roten Früchte werden im Herbst gepflückt, während die Blüten am besten noch als Knospen gesammelt werden.

WIESENBÄRENKLAU mit seinen großen weißen Blütendolden und den lappigen, dicken und behaarten Blättern ist eine weit verbreitete und wohlbekannte Pflanze auf unseren Wiesen. Er gehört zur Familie der Doldengewächse und schmückt mit seinem großen Verwandten, dem Riesen-Bärenklau, auch viele Parkanlagen. Man findet den Wiesenbärenklau häufig auf fetten Wiesen, an Wegrändern, in Uferstaudenfluren, Gräben, Gebüschen oder Auwäldern, auf frischen und nährstoffreichen Böden. Der Pflanze wird eine anregende, blutdrucksenkende und verdauungsfördernde Wirkung zugeschrieben. Sie eignet sich, sofern sie noch jung und frisch ist, auch gut als Wildgemüse. Manche Menschen sind gegen Bärenklau allergisch und entwickeln – vor allem bei zu starker Sonneneinstrahlung – Hautausschläge. Das liegt an den im Bärenklau enthaltenen Furocumarinen.

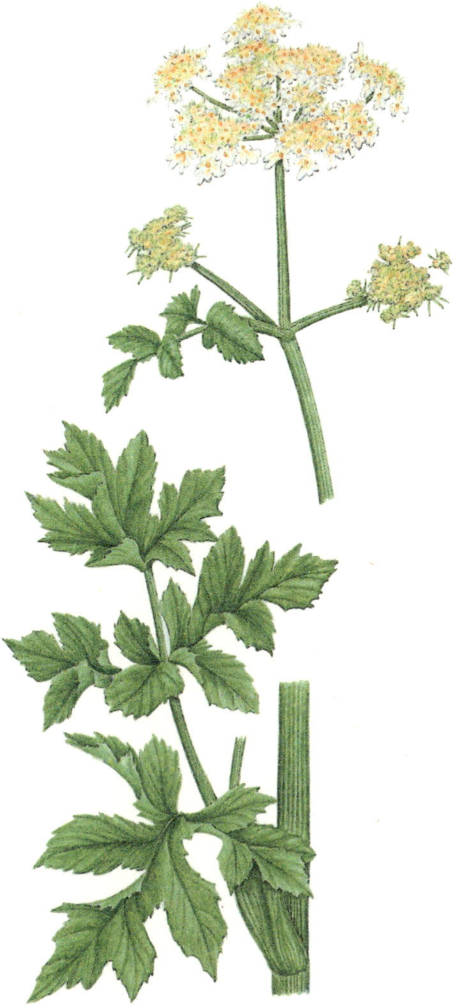

Wiesenbärenklau

Heracleum sphondylium

Ernte: Die jungen Blätter und Sprossen werden von April bis Oktober gesammelt.

WIESENGEISSBART ist auch unter den Namen Spierstrauch, Rüsterstaude oder Wiesenkönigin bekannt. Die ausdauernde Staude, die bis zu einem Meter hoch werden kann, ist oft rot überlaufen. Die Blätter sind unterbrochen gefiedert, dabei wechseln große und kleine Fiederblättchen miteinander ab. Die zahlreichen weißen Blüten stehen doldenförmig am Stängelende. Der Tee wird gegen Rheuma und Gicht verwendet und wirkt durch seine leicht harntreibende Wirkung auch blutreinigend. Bei einer Überdosierung kann es zu Magenbeschwerden und Übelkeit kommen. Den Wiesengeißbart findet man an Gräben und Bachufern. Er liebt moorige, feuchte Wiesen, auf denen er leicht zu erkennen ist. Seine Blütentriebe, die von Juni bis August weiß aufleuchten, überragen stets das Gras.*

* Er enthält das pflanzliche Aspirin (Salicin)

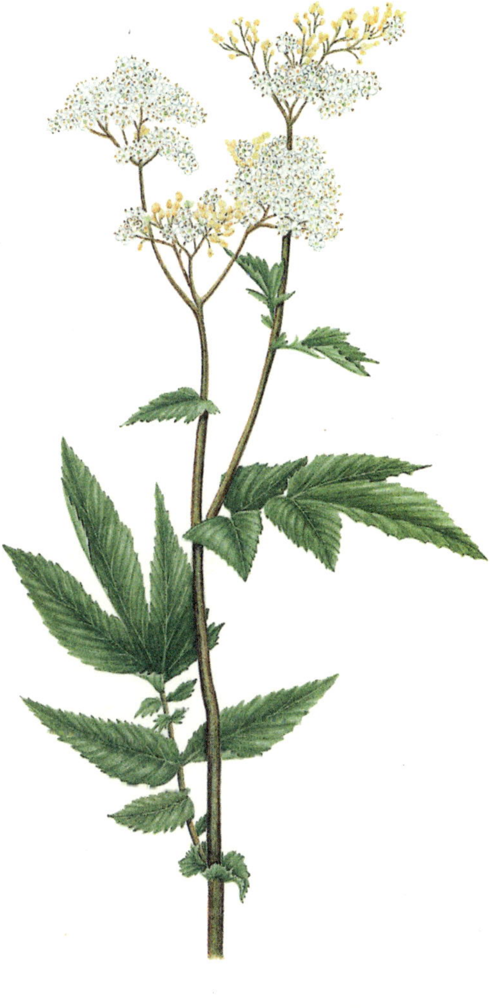

Wiesengeißbart

Filipendula ulmaria

Ernte: Die oberen Teile der Pflanze werden gesammelt, wenn sie voll erblüht ist. Die Temperatur beim Trocknen sollte 40 Grad Celsius nicht übersteigen.

ZINNKRAUT – Diese Pflanze, auch Ackerschachtelhalm oder Katzenschwanz genannt, treibt aus einem dünnen Wurzelstock im Frühjahr zuerst einen graubraunen Fruchttrieb; der unfruchtbare grüne Trieb erscheint später und gleicht einem Miniaturtannenbaum. Für Heilzwecke wird nur der getrocknete, grüne Trieb verwendet. Das Zinnkraut wirkt harntreibend und blutstillend. Es festigt außerdem das Lungengewebe und wirkt heilungsfördernd auf schlecht heilende Wunden.

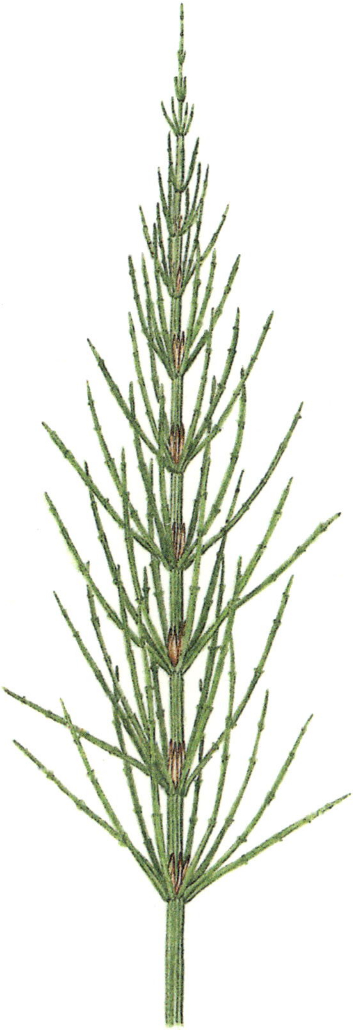

Zinnkraut

Equisetum arvense

Ernte: Gesammelt wird es am besten im Sommer.

IV.
Kopfschmerzen und Migräne

Allgemeine Ratschläge

Einleitung

Nach Schätzungen leiden in den Industriestaaten mehr als 30 Prozent der Bevölkerung an Kopfschmerzen. Damit sind diese Schmerzen eines der weitest verbreiteten Krankheitszeichen – und auch eines der ältesten. Doch um zu verstehen, warum so viele Menschen an Kopfschmerzen und Migräne leiden, muss man erkennen, dass die Ursachen für diese Schmerzen ständig zugenommen haben.

Unsere Zeit ist geprägt von Stress und Hektik. Für Entspannung bleibt aufgrund der heutigen Lebensweise der Menschen kaum Raum und Zeit. Wer beispielsweise am Wochenende zur Erholung aufs Land fahren möchte, wird diese kaum finden.

Jeder kennt es: „Blechlawinen" wälzen sich auf den Autobahnen den Bergen und Seen entgegen. Abgase und Lärm bestimmen den Weg in die Natur. Und in den Erholungsgebieten drängen sich Tausende von Wochenendausflüglern. Die Kinder sind lästig, die Bedienung im Gasthaus ist gestresst und zu allem Überfluss donnert dann vielleicht noch ein Tiefflieger über diese

„Idylle". Wir können diesen Zeiterscheinungen kaum entgehen, denn als Mitglied der Gesellschaft wird man von ihrer Entwicklung geprägt. Wir spüren den Leistungsdruck bereits als Kind in der Schule und später, im Berufsleben, bei der Arbeit, steht man unter ständigem Erfolgszwang. Das ist der sicherste Weg in eine Krankheit, zu Kopfschmerzen und anderen Leiden.

Wer das erkannt hat, wird sich überlegen, wie er für sich sinnvolle Freiräume schaffen kann. Man hat die Möglichkeit zur Entspannung, wenn man in sich hineinhorcht, seinen Körper nicht als Arbeitsapparat sieht, sondern seine Schwächen und Bedürfnisse erkennt und zulässt. Zu viele Menschen arbeiten gegen ihre eigene Gesundheit und machen sich dadurch kaputt. Sie nehmen die kleinen Signale, die ihr Körper aussendet, nicht wahr. So unterdrücken sie ihre Müdigkeit und arbeiten bis spät in die Nacht. Das kann eine Weile gut gehen, aber nicht lange. Nur wer die Bedürfnisse seines Körpers und seiner Seele kennt und sie zulässt, wird auch langfristig gesund und voll Energie bleiben. Dabei können die Bedürfnisse sehr verschieden sein. Der eine entspannt sich bei einem fünfminütigen Spaziergang, der andere braucht eine Stunde Mittagsschlaf, um wieder voll Energie zu sein. Deshalb kann man auch keine Universalrezepte geben. Eines aber gilt für alle: Nur wer sich und seinen Körper kennt und seine Bedürfnisse akzeptiert, hat überhaupt die Möglichkeit, Krankheiten und Schmerzen zu vermeiden oder sie zu heilen.

Kopfschmerzen

Einleitung

Kopfschmerzen können auf ganz verschiedene Weise auftreten und auch unterschiedliche Gründe haben. Sie können Folge einer durchfeierten Nacht oder Symptom einer schwerwiegenden Krankheit sein. Letzteres ist aber glücklicherweise relativ selten der Fall. Rund 65 Prozent der Kopfschmerzpatienten leiden an Migräne, ungefähr 25 Prozent an Spannungskopfschmerzen und bei nur 10 Prozent der Patienten sind die Schmerzen Anzeichen einer anderen Erkrankung.

Klassifizierung der Kopfschmerzen

Da Kopfschmerzen sich auf ganz unterschiedliche Weise zeigen, werden ihre Charakteristika in zwei Gruppen eingeteilt:

1. **Der Oberflächenschmerz:** Gut lokalisierbar, hell, stechend, brennend, juckend, scharf schneidend.
2. **Der Tiefenschmerz:** Schlecht lokalisierbar, dumpf bohrend, drückend, spannend; öfters mit Begleiterscheinungen wie Übelkeit und Erbrechen verbunden.

Es gibt aber bis heute noch keine allgemein anerkannte Einteilung von Kopfschmerzen. Als praktikabel gilt die Unterscheidung zwischen primären und sekundären Kopfschmerzen. Bei den primären Kopfschmerzen sind die Schmerzen ein eigenständiges Leiden, während sie bei den sekundären Kopfschmerzen nur Symptome anderer Krankheiten sind.

Zu den primären Kopfschmerzen gehören gefäßbedingte Kopfschmerzen (zum Beispiel Migräne), Muskelkontraktions- und Spannungskopfschmerzen sowie chronische Kopfschmerzen nach Kopfverletzungen.

Zu den sekundären Kopfschmerzen zählt man die Schmerzen, die durch Gehirntumore auftreten, bei Bluthochdruck, Anomalien der Gehirngefäße, Gehirnblutungen, Hirnhautentzündungen, bei zu niedrigem Blutdruck, Neuralgien sowie bei Vergiftungen durch Kohlenoxid, Alkohol und Nikotin.

Zur Heilung von sekundären Kopfschmerzen muss die Ursache oder die zugrunde liegende Krankheit erkannt werden. Wenn diese behoben bzw. geheilt ist, verschwinden die Schmerzen, die ja nur Symptom der Krankheit sind, meist von selbst.

Anders verhält es sich dagegen bei den primären Kopfschmerzen. Hier ist vor allem die Migräne ein großes Problem für den Betroffenen, da sie äußerst schmerzhaft ist und sich die Schmerzen oft über Tage hinziehen. Spannungskopfschmerzen sind zwar genauso schmerzhaft, da sie jedoch von einer Muskelverspannung herrühren, ist ihre Ursache häufig zu beseitigen. So resultieren sie manchmal aus einer Bissanomalie, die durch einen Kieferorthopäden behoben werden kann. Durch eine falsche Stellung des Kiefers ergeben sich hier Muskelverspannungen, die Kopfschmerzen auslösen. Doch häufig genug werden die Ursachen der Spannungskopfschmerzen nicht erkannt und man geht davon aus, dass es sich um Migräne handelt. Die Abgrenzung ist allerdings schwierig, da die Krankheitssymptome bei Spannungskopfschmerz und bei Migräne fast dieselben sind.

Spannungskopfschmerzen

Der Kopfschmerz wird von einem verhärteten Muskel erzeugt und er tritt nicht nur in Situationen seelischer Anspannung auf. Eine Verspannung der Muskeln kann viele Ursachen haben. Wie schon erwähnt, sind in manchen Fällen Anomalien der Kieferstellung der Grund. Auch wer im Schlaf mit den Zähnen knirscht oder fest auf die Zähne beißt, ist kopfschmerzgefährdet. In diesen Fällen verschwinden die Kopfschmerzen aber, sobald die Ursache durch den Zahnarzt oder Kieferorthopäden behoben wurde.

Meistens rühren die Muskelverspannungen von einer schlechten Körperhaltung, von sitzender Tätigkeit und von plötzlichen Überanstrengungen her. Sie müssen dann aber noch nicht schmerzhaft sein. Zu Kopfschmerzen kommt es größtenteils erst dann, wenn zu diesen Muskelverspannungszuständen noch Stress hinzukommt. Der Stress kann seelische Ursachen haben: Streit in der Familie, Erfolgsdruck, geistige Überanstrengung, Lärm oder nervöse und überreizte Mitmenschen. Egal, welche Ursache der Stress hat, der Körper reagiert immer gleich: Die Muskeln spannen sich und beginnen zu schmerzen – der Kopfschmerz beginnt.

Die aufgezeigten Bedingungen treffen für viele Menschen zu und trotzdem haben nicht alle chronische Kopfschmerzen. In der Tat hat jeder Mensch eine andere Stress-Schwelle. Der eine verkraftet Überarbeitung, Schicksalsschläge und Druck besser, während bei anderen die kleinsten Krisen schon Panik und somit Spannungskopfschmerzen auslösen. Es gilt als erwiesen, dass ängstlich aufgeregte Menschen eher zu Kopfschmerzen neigen als die „stabileren Naturen".

Wer an chronischen Spannungskopfschmerzen leidet, muss auf seinen Körper achten. Er sollte feststellen, woher die Spannungszustände kommen. Man sollte zu diesem Zweck seine Körperhaltung überprüfen. Wenn Haltungsgewohnheiten vorliegen, die Kopf-, Hals- und Schultermuskulatur längere Zeit in Spannung versetzen, sollte man versuchen, bei der Arbeit eine andere Körperhaltung einzunehmen. Auch Entspannungsübungen, wie sie in diesem Buch geschildert werden, helfen bei der Lockerung von Spannungszuständen. Meist genügen schon drei Minuten, um den Verspannungen und damit den Kopfschmerzen vorzubeugen. Darüber hinaus ist bei Spannungskopfschmerzen regelmäßige sportliche Betätigung zur grundsätzlichen Lockerung zu empfehlen.

Migräne

Einleitung

Die Migräne ist eine weltweit verbreitete Krankheit, deren Ursachen vielfältig, aber immer noch nicht klar erkannt sind. Sie ist in erster Linie eine gefäßbedingte Krankheit. Migräne wirkt sich folgendermaßen aus: Das Blutgefäß – meist eine Arterie – zieht sich zusammen, das durchfließende Blut dehnt die Gefäßwände so stark aus, dass diese gereizt werden, sich entzünden und schmerzen. Wenn das Blut zum Gehirn strömt, spürt man den pulsierenden Schmerz, der für die Migräne so charakteristisch ist. Migräne ist vor allem durch starke, immer wiederkehrende Kopfschmerzen gekennzeichnet. Meistens treten die Schmerzen nur auf einer Kopfseite auf.

Diese Tatsache hat der Krankheit auch ihren Namen gegeben: Migräne – das Wort kommt von „hemicrania", was so viel bedeutet wie die „Halbköpfige". Bei der einseitigen Migräne kann der Schmerz vom Auge her weit ausstrahlen, vor allem nach unten, sodass er schließlich die ganze Gesichtshälfte betrifft. Gelegentlich tritt der Kopfschmerz auch beidseitig auf, dann strahlt er allerdings nicht so weit aus und sitzt vor allem auf der Stirne und in der Scheitelgegend. Der Schmerz ist unterschiedlich heftig und reicht vom dumpfen Pochen bis zum unerträglich schneidenden Stechen. Der Kranke empfindet den Schmerz im oder hinter dem Auge, oft auch im Inneren des Kopfes, nie in der Kopfhaut.

Der Migränekranke hat ein großes Bedürfnis sowohl nach körperlicher als auch nach geistiger Ruhe. Bewegung sowie Lichtreize und Geräusche sind ihm unangenehm. Ein abgedunkeltes Zimmer ist für viele Migränekranke der einzige Ort, an dem sie sich aufhalten können. Die meisten Migränekranken sind während eines Anfalls sehr reizbar, weswegen es in Familie und Beruf oft zu Verstimmungen und Streit kommt. Man sollte den Migränekranken deshalb, soweit es möglich ist, völlige Ruhe gönnen.

Migräneanfälle sind häufig mit Übelkeit und Erbrechen verbunden. Meist ist dem Kranken schon der Gedanke an Nahrung zuwider. Wer sich ruhig hinlegt, wird eine Minderung der Übelkeit verspüren. Oft nimmt sie gegen Ende des Anfalls zu, sodass das Erbrechen häufig „als Erlösung“ kommt und den Anfall beendet. Wesentlich seltener, aber ebenso möglich, ist auch das Auftreten von Durchfall während eines Migräneanfalls.

Für den Kranken besonders schwer wiegend sind häufig die auftretenden Angstgefühle, die derartige Anfälle begleiten. Der Patient fühlt sich verzweifelt, müde und niedergeschlagen, die Trostlosigkeit der Krankheit prägt sein ganzes Lebensgefühl.

Bei der Migräne gibt es verschiedene Arten des Auftretens. Dabei werden die folgenden drei unterschieden:

- **Klassische Migräne**

Sie zeichnet sich durch die sogenannte „Aura“ aus. Zwei Drittel aller Migränekranken leiden unter dieser Migräneart. Die Aura geht dem Anfall voraus, sie bereitet den Kranken sozusagen darauf vor. Es sind neurologische Störungen und Ausfälle. Bei rund der Hälfte der Kranken sind es Sehstörungen. Sie sehen Blitze und Funken, Wellenlinien und Farben, danach häufig einen blinden Fleck, das Skotom, das sich vergrößert und oft das halbe Gesichtsfeld bedeckt oder in grauen, verschwommenen Nebel taucht. Häufig wird dieser blinde Fleck auch von einem scharf umrissenen Zackenmuster umgeben, dessen charakteristische doppelkonturige Zickzacklinien es nur in der Aura der Migräne gibt. Schon im 19. Jahrhundert wurde der Begriff „Festungsmauermuster“ oder „Fortifikationsmuster“ dafür geprägt.

Andere Migränekranke haben Auren, die nichts mit dem visuellen Sinn zu tun haben. Bei ihnen kribbeln Gesichtshälfte und Gliedmaßen und werden taub. Auch das Sprachvermögen kann darunter leiden. Manche können sich dann nicht mehr genau artikulieren oder die Sprache bleibt ganz aus. Auch Schwindelgefühle, Benommensein und Verwirrung sind während der Aura möglich. Sie dauert manchmal nur Sekunden, in seltenen Fällen auch Stunden, meistens jedoch zwischen zehn und dreißig Minuten.

Wenn sie vorüber ist, beginnen die Schmerzen. Sie sind bei der klassischen Migräne sehr stark und werden von Übelkeit und Erbrechen, in manchen Fällen auch von Durchfall begleitet.

- **Gewöhnliche Migräne**

Im Gegensatz zur klassischen Migräne gibt es bei dieser Art keine warnenden Vorzeichen. Die Begleiterscheinungen können jedoch dieselben sein und auch die Schmerzen ebenso stark.

- **Cluster-Kopfschmerzen**

Unter Cluster-Kopfschmerzen ist eine migräneförmige Neuralgie zu verstehen. Sie sind ungewöhnlicher als die klassische und die gewöhnliche Migräne und treten in Reihen oder Bündeln auf, die von ungefähr zwei Wochen bis zu drei Monaten dauern können. Dazwischen liegen schmerzfreie Zeiten von mehreren Monaten bis zu einigen Jahren. In schweren Fällen können diese Kopfschmerzen mehrmals innerhalb von 24 Stunden auftreten, jeweils mit der Dauer von etwa zwei Stunden – daher der Name Cluster, was gleichbedeutend mit Bündel ist. Unter dieser Migräneart haben Männer wesentlich häufiger zu leiden als Frauen, doch ist sie insgesamt nicht sehr verbreitet und trifft nur etwa vier Prozent der Migränekranken.

Die Kopfschmerzen sind in diesem Fall sehr stark und sitzen häufig zwischen den Augen. Daher rührt auch das Tränen der Augen oder deren Rötung, die die Schmerzen begleiten können. Möglich ist auch ein Verschluss der Nase auf der betroffenen Seite.

Der Migräneanfall

In den meisten Fällen beginnt die Migräne morgens, später am Tage tritt sie eher selten auf. Falls ihre Kopfschmerzen allerdings von einem hohen Blutdruck herrühren, spüren Sie die Schmerzen schon beim Erwachen. Durch das Aufstehen werden sie dann noch verstärkt. Die sogenannten Cluster-Kopfschmerzen können dagegen zu jeder Tageszeit auftreten, auch in der Nacht. Man sollte dem Anfall so früh wie möglich mit heilenden Mitteln, wie sie dieses Buch beschreibt, begegnen. Dadurch können, auch wenn die Dauer oft nicht verkürzt wird, zumindest die Schmerzen gemildert werden.

Auslösende Faktoren

Die Migräne ist eine Erkrankung der Blutgefäße. Man kann davon ausgehen, dass sich bei einem Anfall die Blutgefäße, die den Kopf versorgen, zuerst zusammenziehen und dann wieder ausdehnen. Dieser Vorgang verursacht die Kopfschmerzen. Da nun bei einem Migräneanfall Veränderungen in der Größe der Blutgefäße vor sich gehen, ist es wahrscheinlich, dass dies durch körpereigene Substanzen ausgelöst wird. Es ist zwar nicht eindeutig, wann und wie diese Veränderungen stattfinden, aber Stress und Schock sind sicher auslösende Faktoren. Bei starkem Stress und Schocks durch Verletzungen oder allergische Reaktionen produziert der Körper nämlich mehr Hormone wie Katecholamin (enthält u. a. Adrenalin) beziehungsweise chemische Substanzen wie Histamin. Darüberhinaus gibt es eine ganze Anzahl von Bedingungen, die den Kopfschmerz auslösen. Dazu gehören Änderungen in der täglichen Routine, zu wenig oder zu viel Schlaf, Aufregung, Lärm, Licht, bestimmte Speisen, Anstrengung, Wetter und Gerüche. Um darzustellen, wie sich dies im Einzelnen auswirken kann, sei kurz auf diese Bedingungen eingegangen.

Änderungen der täglichen Routine: Unter diesen Begriff fallen so verschiedene Dinge wie Änderung bei der Schichtarbeit, ein neuer Arbeitsplatz, Urlaub und manchmal sogar das Wochenende. Eine Veränderung am Arbeitsplatz ist oft mit Unsicherheit und Stress verbunden und diese Faktoren gehören wiederum zu den auslösenden Faktoren der Kopfschmerzen. Doch für manche Menschen muss die Veränderung nicht unbedingt negativ und mit Stress verbunden sein. Sie bekommen die Kopfschmerzen erst dann, wenn am Wochenende oder während des Urlaubs der Arbeitsdruck von ihnen abfällt.

Schlaf: Die meisten Menschen bekommen Kopfschmerzen, wenn sie zu wenig schlafen, ein Zustand, der auch auf Stress und Überforderung am Tage zurückzuführen sein dürfte. Deswegen legen sie sich bei Migräneanfällen auch am liebsten hin und schlafen. Doch es gibt auch Betroffene, die über Kopfschmerzen klagen, wenn sie spät am Morgen nach langem Schlafen aufstehen. Hier wird vermutet, dass sich während der langen Ruhezeit zu viel Kohlendioxid im Körper angesammelt hat. Bezüglich des Schlafes gilt also: Am besten ist die Gewöhnung an eine regelmäßige Zeit, die nicht zu lang und nicht zu kurz sein sollte.

Aufregung: Vor allem Kinder bekommen bei Aufregung, die auch durchaus freudig sein kann, Kopfschmerzen. Doch auch bei Erwachsenen kann ein aufregendes Erlebnis, eine gesellschaftliche Verpflichtung oder große Freude Kopfschmerzen auslösen.

Lärm und Licht: Migränekranke sind besonders empfindlich für Sinnesreize. Starke Reize wie laute Geräusche und grelles Licht können bei ihnen einen Anfall auslösen. Dann haben sie den Wunsch nach einem abgedunkelten und ruhigen Raum, wo sie Ruhe finden können. Jemand, der unter Migräne leidet, sollte deshalb Orte wie Diskotheken usw. meiden. Auch durch ständiges Arbeiten am Computer können Kopfschmerzen hervorgerufen werden. In diesem Fall ist ein möglichst guter Bildschirm, der nicht flimmert und durch besondere Farb- und Kontrasteinstellung beruhigend wirken kann, besonders wichtig. Dasselbe gilt auch für das Fernsehgerät. Es sollte deshalb immer optimal eingestellt sein.

Essen: Da während eines Migräneanfalls große Abneigung gegenüber Essen besteht, die mit Übelkeit, Erbrechen oder Durchfall einhergeht, war man lange der Meinung, der Grund für die Migräne sei in der Ernährung zu suchen. Das stimmt nicht. Trotzdem können gewisse Speisen bei manchen Menschen Anfälle auslösen. Am häufigsten sind dies Käse, alles Herausgebackene, Schokolade, Zitrusfrüchte, Alkohol, Tee, Kaffee und Meerestiere.

Man hat herausgefunden, dass bestimmte chemische Substanzen, die im Körper vorkommen und für die Arbeit des Gehirns und die Blutzirkulation mitverantwortlich sind (Tyramin und Amin), in manchen Nahrungsmitteln besonders konzentriert vorkommen. Zu ihnen gehören Käsesorten wie Schimmelkäse, Cheddar und Stilton, außerdem Bohnen und Zitrusfrüchte. Es kann natürlich auch sein, dass Sie gegen gewisse Nahrungsmittel allergisch sind. In diesem Fall wäre die allergische Reaktion des Körpers auslösender Faktor der Migräne.

Dass sich nach starkem Alkoholgenuss, vor allem bei schwerem Rotwein und sogenannten „harten Getränken" Kopfschmerzen einstellen, liegt wahrscheinlich an der Ausdehnung der Blutgefäße durch Alkohol. Für Menschen, die an Migräne leiden, empfiehlt es sich deshalb, besser Weißwein statt Rotwein zu trinken, da der Rotwein eine höhere Konzentration der kopfschmerzauslösenden Substanzen enthält (Amine). Auch stark gewürzte oder fette Speisen sowie Schokolade können einen Migräneanfall auslösen. Deshalb sollte der Kranke ihren Genuss vermeiden oder einschränken.

Anstrengungen und körperliche Betätigung: Körperliche und geistige Anstrengung und Überforderung ist ein allgemein bekannter Auslösefaktor für Migräneanfälle. Auch während eines Anfalls können sich die Kopfschmerzen durch körperliche Anstrengung verschlimmern. Wer häufig aufgrund körperlicher Betätigung Kopfschmerzen bekommt, sollte nachprüfen lassen, ob nicht in Wirklichkeit Beschwerden der Halswirbelsäule diese Kopfschmerzen primär auslösen.

Wetter: Die meisten Migränepatienten beklagen als anfallauslösenden Faktor das Wetter. Besonders ein Wetterumsturz oder extreme Witterungsbedingungen wie Hitze, Kälte und Trockenheit lösen bei ihnen Kopfschmerzen aus. Vor allem im Alpenraum sind die warmen und trockenen Winde der Frühjahrszeit für einen Anstieg der Kopfschmerzen verantwortlich.

Gerüche: Besonders Frauen sollten überprüfen, ob ihre Kopfschmerzen nicht mit der Verwendung eines besonderen Parfüms zusammenhängen. Es ist durchaus möglich, dass bestimmte Gerüche Kopfschmerzen verursachen können. Doch dazu gehören nicht nur Parfüms, sondern auch viele andere Dinge wie Blumen, Abgase und kalter Zigarettenrauch.

Migräne bei Frauen

Bei Frauen tritt die Migräne ungefähr dreimal so häufig auf wie bei Männern. Es ist deshalb zu vermuten, dass die besondere Hormonlage der Frau das Auftreten der Migräne begünstigt. Sie tritt nämlich meist um die Zeit der ersten Menstruation auf und verliert sich häufig wieder während der Wechseljahre. Dabei konzentrieren sich die Migräneanfälle auf die Zeit vor, während und nach der Monatsblutung und treten im Lauf einer Schwangerschaft sehr selten auf. Kopfschmerzen zählen außerdem zu den häufigsten Nebenwirkungen der Pille. Oft setzen sie nach dem monatlichen Absetzen der Pille ein. Dabei handelt es sich nicht um Migräne. Wenn Sie jedoch unter Migräneanfällen leiden, können diese durch die Einnahme der Pille verschlimmert werden.

Zunehmend arbeiten Frauen entweder ganztags oder halbtags und müssen dabei auch noch einen Haushalt und eine Familie versorgen. Diese Doppelbelastung bringt natürlich Stress mit sich, der dann die Migräne auslöst. Wenn Sie Migräne haben, sollten Sie Ihre Familie darauf aufmerksam machen. Es wäre unvernünftig, sie zu verheimlichen und damit eine etwaige Gereiztheit unerklärt zu lassen. Außerdem brauchen Sie bei einem Migräneanfall Ruhe und Rücksicht. Sie sollten deshalb Ihre Kinder dazu erziehen, Ihnen zu helfen.

Dadurch erreichen Sie zweierlei: Sie müssen nicht die ganze Belastung alleine tragen und die Kinder lernen sich selbst zu versorgen, wenn Sie unter Migräne leiden und für eine Weile im abgedunkelten Schlafzimmer liegen. In diesem Fall sollte Ihre Familie auf Ihr Ruhebedürfnis Rücksicht nehmen und nicht zu viel Lärm machen.

Kopfschmerzen bei Kindern

Viele Kinderkrankheiten werden von Kopfschmerzen begleitet. Häufig sind die Kopfschmerzen ein frühes Anzeichen der klassischen Kinderkrankheiten wie Mumps oder Masern. Das Kind reibt seinen Kopf und sagt, dass er sich komisch fühle und schmerze. Meistens wird das Kind dann widerspenstig und hat keinen Appetit. Daraufhin kommt das Fieber, das bis auf 39–40 Grad ansteigen kann. Diese Symptome sind uns allen als die Begleiterscheinungen der üblichen Infektionskrankheiten bekannt. Bei diesen Anzeichen sollten Sie Ihr Kind niederlegen und es warm halten. Zum Essen darf es auf keinen Fall gezwungen werden, doch trinken sollte es viel.

Wenn die Kopfschmerzen aber immer wieder kommen, ohne dass sie mit einer nachfolgenden Infektionskrankheit verbunden und dazu noch von Übelkeit begleitet sind, ist es unter Umständen Migräne. Die Kopfschmerzen sitzen dann meistens auf der Stirn und erscheinen häufig bei Aufregung. Die Aura der klassischen Migräne ist bei Kindern allerdings selten anzutreffen. Falls Ihr Kind Ihnen aber von Lichtreizen und Blitzen erzählt, beruhigen Sie es und fragen Sie es genau, wo sie auftauchen und wie sie aussehen.

Manchmal kann Ihr Kind gleichzeitig über Bauch- und Kopfschmerzen klagen. Es ist möglich, dass die Kopfschmerzen nur eine Begleiterscheinung und die Bauchschmerzen die eigentliche Krankheit sind. Es handelt sich hierbei um eine Magenverstimmung, aber auch eine Blinddarmentzündung kann sich auf diese Art bemerkbar machen. Doch Vorsicht: Es ist möglich, dass es eine Migräne mit Bauchschmerzen ist. Zur richtigen Diagnose ist intensives Nachfragen erforderlich, Sie sollten Ihr Kind beobachten und notieren, wann und wie oft es diese Anfälle hat, wovon sie herrühren können und wie lange sie dauern.

Die Kinder, die an Migräne mit Bauchschmerzen leiden, entwickeln als Erwachsene manchmal gewöhnliche oder klassische

Migräne. Wenn Ihr Kind ganz unerwartet Kopfschmerzen bekommt und auch noch andere Symptome wie ein steifer Hals, ein hängendes Augenlid oder ein epileptischer Anfall auftreten, sollten Sie sofort den Arzt zu Rate ziehen. Hinter diesen Erscheinungen können sich schwere Erkrankungen wie Hirnhautentzündung oder Erkrankungen des Gehirns verbergen.

Doch insgesamt betrachtet haben die meisten Kinder-Kopfschmerzen glücklicherweise keine ernsthaften Ursachen und können mit einfachen Mitteln wie Tees und einem nassen, kühlen Waschlappen auf die Stirn behandelt werden.

Der Migränekranke

Obwohl äußere Bedingungen großen Einfluss auf die Migräne haben, liegt doch vielleicht der hauptsächliche Grund für diese Krankheit im Patienten selbst. Viele Studien zeigen, dass Menschen, die unter Migräne leiden, bestimmte Persönlichkeitsmerkmale gemeinsam haben, also eine bestimmte Persönlichkeitsstruktur diese Krankheit begünstigt. Es sieht so aus, als ob die sogenannten Migräniker in ihrem Wesen von Angst bestimmt werden. Viele ihrer Handlungen und Eigenschaften sind dann Abwehrmechanismen gegen die Angst. Damit ist schon das Bild eines gefangenen Menschen gezeichnet, der unter Zwängen handelt. Vom gesellschaftlichen Standpunkt aus gesehen hat der Migräniker sehr geschätzte Eigenschaften. Meist hat er einen sehr ausgeprägten Ordnungssinn. Im privaten Bereich ebenso wie bei der Arbeit. Er ist sehr sorgfältig in allem und gibt sich untadelig. Durch seine gewissenhafte und perfektionistische Arbeitsweise sowie durch seine Bereitschaft, sehr viel zu leisten, empfiehlt er sich schon sehr früh als ein Mensch, der Verantwortung tragen kann. Deshalb werden ihm oft Aufgaben übertragen, für die er eigentlich noch zu jung oder nicht kompetent genug ist. Doch auch wenn er sich überfordert fühlt, wird er es nie zugeben, da ihn dieses Vertrauen freut, sein „Ich" dadurch gestärkt wird und er ja auch keinen Tadel erregen möchte. Außerdem wird die Grundangst seines Wesens dadurch gemindert. Aber irgendwann sind seine Kräfte erschöpft und es kommt zu einem Missverhältnis zwischen Leistungsansprüchen und der tatsächlichen Leistungsfähigkeit. Wenn der Körper in einer solchen Situation mit einem Migräneanfall reagiert und sich Angstgefühle und Depressionen einstellen, erklärt es der Migräniker mit Stress. Er würde sich selbst nie zugeben, dass seine Reserven erschöpft sind und er eigentlich Ruhe brauchte. Somit wird er diesen Stress immer selbst produzieren, da er ein Teil seines Wesens ist.

Die Einstellung des Migränikers zu seiner Krankheit wird durch sein Wesen bestimmt. An Heilmittel oder an einen Arztbesuch knüpft er immer nur die Erwartung, dass die Anfälle unterdrückt werden. Sie hemmen ihn ja in seiner Leistungsfähigkeit und Aktivität. Durch dieses Verhalten seiner Krankheit gegenüber fördert er sie noch mehr.

In aller Ruhe sollten die Lebensumstände überdacht und die Wurzeln des Stresses erkannt und anschließend behoben werden. Nur wer die unauflösbaren Zusammenhänge zwischen seiner Krankheit und seinem Wesen versteht, kann überhaupt auf Linderung oder Heilung hoffen.

Kräuterbehandlung

Die nachfolgend angeführten Krankheiten sind in alphabetischer Reihenfolge geordnet. Sie finden die vorgeschlagene Behandlungsmethode jeweils bei den einzelnen Erkrankungen.

Im Anschluss an einige Krankheiten können Sie bereits erzielte Behandlungserfolge mit Heilkräutern nachlesen. Dies soll Ihnen Mut machen, die Erkrankung durch die Behandlung mit Heil kräutern zu lindern bzw. gänzlich zu verlieren.

Abgespanntsein

Kleiner Schwedenbitter: Wer sich abgespannt, erschöpft und ausgelaugt fühlt, oft eine Begleiterscheinung langer Reisen und anstrengender Konferenzen, kann mit Hilfe der Schwedenkräuter schnell neue Lebensgeister wecken. Einen Schuss Kleinen Schwedenbitter, mit etwas Wasser verdünnt, auf die Schläfen, die Stirn, über die geschlossenen Augenlider und hinter die Ohren gestrichen, führt rasch zu einer Besserung des Allgemeinbefindens. Ein Fläschchen Kleiner Schwedenbitter sollte deshalb im Reisegepäck und Aktenkoffer nie fehlen.

Sitzbäder: Die gleiche Menge Goldrute und Melisse gemischt, Zinnkraut und Thymian sind der ideale Badezusatz bei Abgespanntsein. Zwölf Stunden weicht man 100 g der Kräuter in einem Fünf-Liter-Eimer mit kaltem Wasser ein. Anschließend wird der Kaltansatz erwärmt und abgeseiht dem Badewasser zugegossen.

Die Wanne darf dabei nur so viel Wasser fassen, dass die Nieren des Badenden bedeckt sind. Die Badedauer beträgt 20 Minuten. Anschließend nicht abtrocknen, sondern in einen Bademantel gehüllt im Bett eine Stunde nachschwitzen.

Allgemeinschwäche

ZINNKRAUT: Einen gehäuften Teelöffel Zinnkraut pro Tasse mit heißem Wasser abbrühen, eine halbe Minute ziehen lassen und schluckweise trinken. Man sollte mindestens eine Tasse Zinnkraut-Tee trinken.

Angstgefühle

MISTEL: Ein gehäufter Teelöffel Mistel wird zwölf Stunden in ¼ Liter Wasser eingeweicht, anschließend leicht angewärmt, abgeseiht und schluckweise bis zu drei Tassen am Tag getrunken.

WEISSDORN: Einen gehäuften Teelöffel Weißdorn (verwendet werden Blätter und Blüten) pro Tasse mit heißem Wasser abbrühen, eine halbe Minute ziehen lassen, abseihen und schluckweise über den Tag verteilt zwei Tassen Tee trinken.

WEISSDORN-ESSENZ: Man füllt frisch gepflückte Blüten und Beeren, von beiden die gleiche Menge, in eine Flasche und übergießt sie mit 38–40%igem Kornbranntwein. Die Flasche muss mindestens zwei Wochen in der Wärme stehen bleiben. Von der so gewonnenen Essenz nimmt man täglich vier bis zehn Tropfen ein.

Appetitlosigkeit

KALMUS: Ein gestrichener Teelöffel Kalmuswurzel wird zwölf Stunden in ¼ Liter Wasser eingeweicht (reicht für eine Tasse), anschließend leicht angewärmt, abgeseiht und schluckweise getrunken. Bringt den verlorenen Appetit zurück. Daneben nimmt man wöchentlich ein Kalmuswurzel-Vollbad.

Kalmus-Vollbad: Rund 200 g Kalmuswurzeln werden zwölf Stunden in fünf Liter kaltem Wasser eingeweicht. Anschließend wird der Kaltansatz erwärmt und dem Badewasser zugefügt. In der Badewanne darf nur so viel Wasser sein, dass das Herz des Badenden außerhalb des Wassers bleibt. Die Badedauer beträgt 20 Minuten. Anschließend nicht abtrocknen, sondern einen Bademantel überziehen und im Bett eine Stunde nachschwitzen.

Salbei: Einen gehäuften Teelöffel Salbei pro Tasse abbrühen, eine halbe Minute ziehen lassen, abseihen und so heiß wie möglich täglich zwei Tassen Tee trinken.

Thymian-Vollbad: Ein Eimer (Fassungsvermögen sechs bis acht Liter) frische oder 200 g getrocknete Kräuter werden zwölf Stunden in kaltem Wasser eingelegt. Bei Kindern reicht eine, je nach Konstitution, kleinere Menge. Anschließend wird der Kaltansatz erwärmt und dem Badewasser zugegossen. Das Herz des Badenden muss dabei außerhalb des Wassers liegen. Badedauer 20 Minuten, anschließend nicht abtrocknen, sondern im Bademantel im Bett eine Stunde nachschwitzen.

Wegwarte: Einen gehäuften Teelöffel Wegwarte pro Tasse (verwendet werden Blätter und Blüten) mit heißem Wasser abbrühen, eine halbe Minute ziehen lassen, abseihen und schluckweise über den Tag verteilt zwei Tassen Tee trinken.

Weissdorn: Einen gehäuften Teelöffel Weißdorn (verwendet werden sowohl Blätter als auch Blüten der Heilpflanze) pro Tasse mit heißem Wasser abbrühen, eine halbe Minute ziehen lassen, abseihen und schluckweise über den Tag verteilt zwei Tassen Tee trinken.

Weissdorn-Essenz: Man füllt frisch gepflückte Blüten und Beeren, von beidem die gleiche Menge, in eine Flasche und übergießt sie mit 38–40%igem Kornbranntwein. Die Flasche muss mindestens zwei Wochen in der Wärme stehen bleiben. Von der so gewonnenen Essenz nimmt man täglich vier bis zehn Tropfen ein.

KLEINER SCHWEDENBITTER: Einen Teelöffel Kleinen Schwedenbitter auf eine halbe Tasse Kräutertee und je zur Hälfte eine halbe Stunde vor und nach den Mahlzeiten trinken.

Beklemmungen

BÄRLAUCH-ESSENZ: Leider verlieren die Bärlauchblätter in getrocknetem Zustand ihre Heilkraft. Um auf die Heilpflanze außerhalb der Frühjahrszeit nicht verzichten zu müssen, setzt man eine Bärlauch-Essenz an. Klein geschnittene Bärlauchblätter und -zwiebeln werden in eine dunkle Glasflasche gefüllt, mit 38–40%igem Kornbranntwein übergossen und mindestens zwei Wochen lang in die Wärme gestellt. Von der so gewonnenen Essenz nimmt man dann täglich bis zu viermal jeweils zehn bis zwölf Tropfen, mit etwas Wasser verdünnt oder dem Kräutertee beigemengt.

Benommenheit

KLEINER SCHWEDENBITTER: Einen Schuss Kleinen Schwedenbitter, mit etwas Wasser verdünnt, auf Schläfen, Stirn, über die geschlossenen Augenlider und hinter die Ohren gestrichen, führt rasch zur Belebung des Allgemeinbefindens.

Durchblutungsstörungen

BEINWURZ-VOLLBAD: 500 g getrocknete Beinwurzblätter oder ein Fünf-Liter-Eimer mit frischen Kräutern werden zwölf Stunden in kaltem Wasser eingeweicht. Danach wird der Kaltansatz erwärmt, abgeseiht und dem Badewasser zugegossen. Das Herz des Badenden muss dabei außerhalb des Wassers sein. Die Badedauer beträgt 20 Minuten, anschließend nicht abtrocknen, sondern in einen Bademantel gehüllt im Bett eine Stunde nachschwitzen.

BRENNNESSEL-FUSSBAD: Ein Fünf-Liter-Eimer frischer Stängel und Blätter der Brennnessel wird zwölf Stunden in kaltem Wasser eingeweicht. Danach wird der Kaltansatz angewärmt und dem Wasser des Fußbades zugegossen. Die Kräuter werden nicht abgeseiht, die Badedauer beträgt 20 Minuten.

BRENNNESSEL-VOLLBAD: Für zwölf Stunden werden 200 g getrocknete oder ein Fünf-Liter-Eimer frische Brennnesseln (Stängel und Blätter) in kaltem Wasser eingeweicht. Anschließend wird der Kaltansatz angewärmt, abgeseiht und in das Badewasser gegossen. Das Herz des Badenden muss dabei außerhalb des Wassers liegen. Die Badedauer beträgt 20 Minuten, anschließend nicht abtrocknen, sondern in einen Bademantel gehüllt im Bett etwa eine Stunde nachschwitzen.

BRENNNESSEL-WASCHUNGEN: Ein Fünf-Liter-Eimer mit frischen Stängeln und Blättern der Brennnessel wird zwölf Stunden in kaltem Wasser eingeweicht. Danach wird dieser Kaltansatz erwärmt. Mit diesem Brennnessel-Absud wäscht man die betroffenen Körperpartien, wie beispielsweise die Herzgegend bei Herzkranzgefäßverengungen, und massiert sie dabei leicht.

RINGELBLUMEN-SALBE: In einer Pfanne erhitzt man 250 g reines Schweinefett und schüttet eine gehäufte Handvoll Ringelblumen (Blätter, Blüten und Stängel) in das heiße Fett. Man lässt das Ganze aufschäumen, rührt kräftig um und nimmt die Pfanne vom Herd. Zugedeckt über Nacht auskühlen lassen. Am nächsten Tag wird die Pfanne noch einmal leicht erwärmt, ihr Inhalt durch ein sauberes Leinentuch passiert, die Blätter, Blüten und Stängel werden ausgepresst und die so gewonnene Salbe in verschließbare Gläser abgefüllt.

WEISSDORN: Einen gehäuften Teelöffel Weißdorn (verwendet werden Blätter und Blüten) pro Tasse mit heißem Wasser überbrühen, eine halbe Minute ziehen lassen, abseihen und schluckweise über den Tag verteilt zwei Tassen Tee trinken.

WEISSDORN-ESSENZ: Man füllt frisch gepflückte Blüten und Beeren, von beidem die gleiche Menge, in eine Flasche und übergießt sie mit 38–40%igem Kornbranntwein. Die Flasche muss mindestens zwei Wochen in der Wärme stehen bleiben. Von der Essenz nimmt man täglich vier bis zehn Tropfen ein.

KLEINER-SCHWEDENBITTER-UMSCHLAG: Die Haut der betreffenden Körperpartie streicht man dick mit Schweinefett oder Ringelblumen-Salbe ein, damit der Alkohol des Kleinen Schwedenbitters der Haut nicht das Fett entzieht. Ein geeignet großer Wattebausch oder ein Stück Zellstoff wird mit Kleinem Schwedenbitter beträufelt und aufgelegt. Diese Auflage fixiert man mit einer Binde oder einem Leinentuch und lässt den Umschlag, je nach Verträglichkeit, zwei bis vier Stunden einwirken.

Heilerfolge

Durchblutungsstörungen

... vor geraumer Zeit traf ich eine Nachbarin, die kaum mehr laufen konnte. Alle paar Minuten musste sie wegen schwerer Durchblutungs-

störungen in den Beinen stehen bleiben. Sollte nichts mehr anschlagen, müssten beide Beine abgenommen werden, sagte eine Ärztin im Krankenhaus zu dieser Kranken. Ich machte die Frau auf Ihr Buch aufmerksam, sie begann mit täglichen Fußbädern aus frischen Brennnesseln. Nach drei Monaten war sie in der Lage, ohne Schmerzen wieder stundenlang zu laufen. Die durchgeführten ärztlichen Untersuchungen waren erfreulich, von einer Amputation war keine Rede mehr. Sie können sich vorstellen, wie überglücklich meine Nachbarin ist ...

Irmgard Ronneburger, Marl

Durchfall

BÄRLAUCH: Neben seiner blutreinigenden Eigenschaft bewährt sich der Bärlauch vor allem zur Regulierung der Magen- und Darmtätigkeit. Im Frühjahr sammelt man die frischen grünen Blätter des Bärlauchs, die gewaschen und klein geschnitten verzehrt werden. Vergleichbar mit der Petersilie, streut man Bärlauch auf alle Speisen, die üblicherweise mit Petersilie oder Schnittlauch verfeinert und dekoriert werden. Mit Bärlauchblättern kann man auch einen Salat zubereiten oder Spinat kochen.

BÄRLAUCH-ESSENZ: Leider verlieren die Bärlauchblätter im getrockneten Zustand ihre Heilkraft. Um auf die Heilpflanze außerhalb der Frühjahrszeit nicht verzichten zu müssen, setzt man eine Bärlauch-Essenz an. Klein geschnittene Bärlauchblätter und -zwiebeln werden in eine dunkle Glasflasche gefüllt, mit 38–40%igem Kornbranntwein übergossen und mindestens zwei Wochen in die Wärme gestellt. Von dieser Essenz nimmt man täglich bis zu viermal jeweils zehn bis zwölf Tropfen, mit etwas Wasser verdünnt oder dem Kräutertee beigemengt.

Johanniskraut-Tee: Einen gehäuften Teelöffel Johanniskraut pro Tasse mit heißem Wasser abbrühen, eine halbe Minute ziehen lassen, abseihen. Schluckweise pro Tag eine Tasse trinken.

Kalmus: Zwölf Stunden weicht man einen gestrichenen Teelöffel Kalmuswurzel in einer Tasse kaltem Wasser ein. Anschließend wird der Kaltansatz leicht erwärmt und abgeseiht. Am Tag darf man nur eine Tasse Tee trinken. Man nimmt sie schluckweise vor und nach den drei Mahlzeiten ein. Der Tee muss vor jedem Schluck in einem heißen Wasserbad erwärmt werden.

Kamille: Einen gehäuften Teelöffel Kamille pro Tasse abbrühen, eine halbe Minute ziehen lassen, abseihen und schluckweise über den Tag verteilt drei Tassen Tee trinken.

Ringelblume: Einen gehäuften Teelöffel Ringelblume pro Tasse abbrühen, eine halbe Minute ziehen lassen, abseihen und tagsüber schluckweise zwei Tassen trinken.

Salbei: Einen gehäuften Teelöffel Salbei pro Tasse mit heißem Wasser abbrühen, eine halbe Minute ziehen lassen, abseihen und schluckweise pro Tag zwei Tassen Tee trinken.

Vogelknöterich: Einen gehäuften Teelöffel Vogelknöterich pro Tasse mit heißem Wasser abbrühen, eine halbe Minute ziehen lassen, abseihen und tagsüber schluckweise zwei Tassen Tee trinken.

Kleiner Schwedenbitter: Je nach Schwere des Durchfalls nimmt man pro Tag drei Teelöffel oder drei Esslöffel Kleinen Schwedenbitter, mit warmem Wasser oder Kräutertee verdünnt, zu sich. Es empfiehlt sich die Einnahme der Schwedenbitter-Ration jeweils eine halbe Stunde vor und nach jeder Mahlzeit.

Heilerfolge

Durchfall

... ich bin 31 Jahre alt und habe Colitis ulcerosa, laut den behandelnden Ärzten. Trotz der verabreichten Medikamente hatte ich weiterhin Durchfall und immer wieder Blut im Stuhl. Durch Ihr Buch bekam ich diese Krankheit endlich in den Griff, wofür ich Ihnen sehr dankbar bin ...

Veronica Schuster, Söhrenwald

Erbrechen

RINGELBLUMEN-SALBE: Die vor dem Schwedenbitter-Umschlag aufzutragende Ringelblumen-Salbe stellt man folgendermaßen her:

In einer Pfanne erhitzt man 250 g reines Schweinefett und schüttet eine gehäufte Handvoll Ringelblumen (Blätter, Blüten und Stängel) in das heiße Fett. Man lässt das Ganze aufschäumen, rührt kräftig um und nimmt die Pfanne vom Herd. Zugedeckt über Nacht auskühlen lassen. Am nächsten Tag wird die Pfanne noch einmal leicht erwärmt, ihr Inhalt durch ein sauberes Leinentuch passiert, die Blätter, Blüten und Stängel werden ausgepresst und die so gewonnene Salbe in verschließbare Gläser abgefüllt.

KLEINER SCHWEDENBITTER: Man nimmt täglich drei Teelöffel Kleinen Schwedenbitter, mit Kräutertee oder Wasser verdünnt. Dabei kommt ein Teelöffel auf eine halbe Tasse Kräutertee, die man jeweils eine halbe Stunde vor und nach jeder Mahlzeit trinkt.

KLEINER-SCHWEDENBITTER-UMSCHLAG: Man streicht die Haut der Magengegend dick mit Ringelblumen-Salbe ein, damit der Alkohol des Kleinen Schwedenbitters ihr nicht das Fett entzieht.

Ein geeignet großer Wattebausch oder ein Stück Zellstoff wird mit Kleinem Schwedenbitter beträufelt und auf die lädierte Magengegend gelegt. Diese Auflage fixiert man mit einer Binde oder einem Leinentuch und lässt den Umschlag, je nach Verträglichkeit, zwei bis vier Stunden einwirken.

Erschöpfung

Brennnessel: Erschöpfungszustände wie auch Ermüdungszustände und Leistungsabfall sind oft das Ergebnis von Eisenmangel im Körper. Wirksame Besserung verspricht die eisenhaltige, frische Brennnessel. Eine vierwöchige Teekur im Frühjahr und im Herbst sorgt für eine rasche Wiederkehr der Lebensgeister. Eine Handvoll frische Brennnesselblätter und -stängel pro Tasse mit heißem Wasser abbrühen, eine halbe Minute ziehen lassen, abseihen und schluckweise trinken.

Die **Brennnessel-Kur** beginnt täglich mit einer Tasse Brennnessel-Tee eine halbe Stunde vor dem Frühstück. Der Tee wird schluckweise getrunken. Über den restlichen Tag verteilt trinkt man schluckweise zwei weitere Tassen frischen Brennnessel-Tee. Praktischerweise füllt man seine Tagesration in eine angewärmte Thermoskanne.

Heilerfolge

Erschöpfung

... durch Zufall habe ich Ihr wunderbares Kräuterbuch kennengelernt und sofort mit einer Brennnessel-Kur begonnen. Ich fühle mich wunderbar erfrischt. Meine Beine schmerzen nicht mehr und auch die Schmerzen im Rücken haben nachgelassen ...

Linda Deppe, Grandcour/Schweiz

Fieber

FRAUENMANTEL: Einen gehäuften Teelöffel Frauenmantel pro Tasse mit heißem Wasser abbrühen, eine halbe Minute ziehen lassen, abseihen und schluckweise zwei bis drei Tassen am Tag trinken.

HUFLATTICH: Ein gestrichener Teelöffel Huflattichwurzeln wird für zwölf Stunden in einer Tasse kaltem Wasser eingeweicht. Der Kaltansatz wird anschließend abgeseiht und schluckweise getrunken. Je nach Stärke des Fiebers trinkt man tagsüber ein bis zwei Tassen.

KLEINER SCHWEDENBITTER: Mit einem der oben genannten Tees nimmt man täglich ein bis drei Esslöffel Kleinen Schwedenbitter, je nach Stärke des Fiebers zu sich, und zwar einen Esslöffel auf eine halbe Tasse Tee, die je zur Hälfte eine halbe Stunde vor und nach den Mahlzeiten getrunken wird.

HAUSMITTEL: Über Nacht in Essigwasser getränkte Socken feucht überziehen oder in Essigwasser getränkte Tücher um die Waden wickeln.

Kopfschmerzen

Kopfschmerzen können viele Ursachen haben. Fast jeder leidet hin und wieder darunter, aber viele Menschen werden ständig von Kopfschmerzen heimgesucht. In vielen Fällen handelt es sich dabei um Migräne, die chronisch sein kann. Doch auch das Wetter, ein Wetterumschlag (der Föhn am Alpenrand), schlechte Belüftung, Alkohol und Nikotin können schuld sein. In diesen Fällen geht der Kopfschmerz ziemlich schnell vorüber. Wenn die Schmerzen jedoch immer wieder auf der gleichen Kopfseite auftreten, sollte man den Arzt aufsuchen. Sie können auf eine Geschwulst oder Gefäßveränderung hindeuten. Es gibt auch eine ganze Reihe von Neuralgien und Wirbelerkrankungen, die sich durch Kopfschmerzen bemerkbar machen, ebenso Bluthochdruck und Nierenkrankheiten.

Brennnessel: Auf ¼ Liter Wasser einen gehäuften Teelöffel Brennnessel, die Kräuter nur brühen, eine halbe Minute ziehen lassen und schluckweise trinken. Praktischerweise füllt man die Tagesration in eine angewärmte Thermoskanne. Bis zu zwei Liter Brennnessel-Tee kann man pro Tag bedenkenlos trinken.

Schafgarbe: Einen gehäuften Teelöffel Schafgarbe pro Tasse mit heißem Wasser abbrühen, eine halbe Minute ziehen lassen, abseihen und schluckweise trinken.

Schlüsselblume: Die frischen oder getrockneten Blütendoldenspitzen (pro Tasse ein gehäufter Teelöffel) brüht man mit heißem Wasser ab und lässt sie eine halbe Minute ziehen, bis der Tee eine leicht goldgelbe Färbung zeigt. Über den Tag verteilt bis zu drei Tassen schluckweise trinken.

Weissdorn: Einen gehäuften Teelöffel Weißdorn (verwendet werden sowohl Blätter als auch Blüten der Heilpflanze) pro Tasse mit heißem Wasser abbrühen, eine halbe Minute ziehen lassen, abseihen und schluckweise über den Tag verteilt zwei Tassen Tee trinken.

Weissdorn-Essenz: Man füllt frisch gepflückte Blüten und Beeren, von beiden die gleiche Menge, in eine Flasche und übergießt sie mit 38–40%igem Kornbranntwein. Die Flasche muss mindestens zwei Wochen in der Wärme stehen bleiben. Von der so gewonnenen Essenz nimmt man täglich vier bis zehn Tropfen ein.

Kleiner Schwedenbitter: Bei starken Kopfschmerzen nimmt man mit einem der Kräutertees zwei- bis dreimal pro Tag einen Esslöffel Kleinen Schwedenbitter ein.

Auf ⅛ Liter Tee kommt ein Esslöffel Kleiner Schwedenbitter. Am wirkungsvollsten nimmt man diese Mischung eine halbe Stunde vor und nach dem Essen ein, das heißt eine Vierteltasse vor und nach der Mahlzeit.

Kleiner-Schwedenbitter-Umschlag: Vor dem Auflegen des Kleinen-Schwedenbitter-Umschlags Schläfen und Stirn mit Ringenblumen-Salbe einstreichen, damit der Alkohol des Schwedenbitters der Haut nicht das Fett entzieht.

Einen geeignet großen Wattebausch oder ein Stück Zellstoff mit Kleinem Schwedenbitter beträufeln und auf die schmerzende Kopfpartie legen. Diesen Umschlag fixiert man mit einer Binde oder einem Leinentuch und lässt ihn, je nach Verträglichkeit, zwei bis vier Stunden einwirken.

Heilerfolge

Kopfschmerzen

... ich selbst, 25 Jahre alt, litt seit Jahren unter ständigen Kopfschmerzen. Eine mehrwöchige Kur mit frischem Schafgarben-Tee konnte mir Linderung verschaffen ...

Gisela Konrad, Kritzendorf

Kreislaufschwäche

Eine Kreislaufschwäche entsteht, wenn eine der Kräfte, die den Kreislauf stabilisieren, nachlässt. Wenn also die Kraft des Herzens nachlässt, der Blutdruck sinkt, die Körpermuskulatur zu wenig bewegt wird oder die Atembewegungen nicht ausgiebig genug sind. Wer an Kreislaufschwäche leidet, fühlt sich matt und lustlos. Konzentrationsschwäche, Blässe, Schwindelgefühle und Kopfschmerzen kommen hinzu.

Jemand, der an Kreislaufschwäche leidet, sollte vor allem darauf achten, die Kraft des Herzens zu erhöhen oder den Blutdruck zu stabilisieren. Es ist auch empfehlenswert, die Körpermuskulatur entweder durch leichte sportliche Betätigung oder durch Massage zu aktivieren und den Kreislauf durch richtiges Atmen zu unterstützen.

Misch-Tee: Zur Kräftigung von Herz und Kreislauf bereitet man folgende Teemischung:

10 g	Anserine	10 g	Isländisches Moos
10 g	Arnika	10 g	Kalmuswurzel
10 g	Bibernellwurzel	10 g	Klette
10 g	Blasentang	10 g	Löwenzahn
10 g	Bohnenschalen	20 g	Mate-Tee
10 g	Erdrauch	10 g	Melisse
10 g	Faulbaumrinde	20 g	Mistel
10 g	Gartenraute	10 g	Quecke
10 g	Hauhechel	10 g	Schafgarbe
10 g	Herzgespann	10 g	Vogelknöterich
10 g	Hirtentäschel	10 g	Weißdorn
10 g	Hohlzahn	10 g	Zinnkraut

Die angegebenen Kräutermengen müssen gut gemischt werden. Auf eine Tasse Tee kommt ein gehäufter Teelöffel Kräuter, die zwölf Stunden in kaltem Wasser eingeweicht werden. Anschließend wird der Kaltansatz erwärmt, abgeseiht, mit einem Teelöffel Honig gesüßt und schluckweise morgens und abends eine Tasse getrunken.

Kreislaufstörungen

MISTEL: Die Mistel ist eine großartige Heilpflanze bei allen Herz- und Kreislaufbeschwerden. Ihre universelle Heilkraft macht es möglich, dass sie sowohl hohen Blutdruck senkt als auch niedrigen Blutdruck hebt. Zwölf Stunden weicht man einen gehäuften Teelöffel Mistel in einer Tasse kaltem Wasser ein. Anschließend wird dieser Kaltansatz erwärmt, abgeseiht und schluckweise getrunken. Pro Tag sollte man drei Tassen Tee trinken. Praktischerweise füllt man die Tagesration in eine angewärmte Thermoskanne.

SCHAFGARBE: Einen gehäuften Teelöffel Schafgarbe pro Tasse mit heißem Wasser abbrühen, eine halbe Minute ziehen lassen, abseihen und schluckweise zwei bis drei Tassen pro Tag trinken.

KLEINER SCHWEDENBITTER: Kleiner Schwedenbitter reinigt das Blut und fördert den Kreislauf. Vorsorglich sollte man morgens und abends je einen Teelöffel Kleinen Schwedenbitter, mit Wasser oder Tee verdünnt, zu sich nehmen.

Je nach Schwere der Kreislaufstörungen kann man die Dosis auf drei Teelöffel bis zu zwei bis drei Esslöffel täglich erhöhen. Dabei kommt ein Esslöffel auf eine halbe Tasse Kräutertee, die man zur Hälfte eine halbe Stunde vor und nach den Mahlzeiten schluckweise trinkt.

HAUSMITTEL: Man tränkt ein kleines, handliches Frotteetuch mit kaltem Wasser – es sollte feucht sein, aber nicht triefen – und legt es sich über Nacht auf das Herz. Darüber kommen eine Plastikfolie und ein trockenes Handtuch als Wärmeschutz. Daneben empfiehlt es sich, nach jedem warmen Bad kalt zu duschen oder kalte Waschungen vorzunehmen. Das regt den Kreislauf an und steigert die Leistungsfähigkeit.

Heilerfolge

Kreislaufstörungen

... zunächst machte mir mein Kreislauf zu schaffen, dann kam eine Herzerkrankung dazu und als ob das nicht genug wäre, erkrankte ich auch an der Schilddrüse und an der Galle. Ich war völlig am Boden. Mit 56 Jahren musste ich in Frühpension gehen. Nach einem Jahr in ärztlicher Behandlung sagte ich mich von allen Medikamenten los und handelte nur noch nach Rezepten aus Ihrem Buch, das ich durch Zufall in die Hände bekam. Ihren Schwedenbitter würde ich vergolden. Ich möchte Ihnen vielmals und herzlich danke sagen für die großartige Hilfe ...

Anneliese Huber, Rottenmann

... ich stehe beruflich sehr im Stress und habe nebenbei Haus, Garten und Vieh zu versorgen. Da bleibt wenig Zeit zum Entspannen. Ich entschloss mich zu einer Mistelkur aus Ihrem Buch. Ich musste feststellen, dass ich mich in meiner Leistungskraft wesentlich gestärkt fühle ...

Susanne Mader, Welzow/ehem. DDR

Mattigkeit

MISTEL: Einen gehäuften Teelöffel Mistel weicht man zwölf Stunden in einer Tasse mit kaltem Wasser ein. Danach wird der Kaltansatz angewärmt, abgeseiht und schluckweise bis zu drei Tassen Tee am Tag getrunken. Praktischerweise füllt man die Tagesration in eine angewärmte Thermosflasche.

Migräne

Bei Migräne handelt es sich um periodisch, doppelt oder einseitig auftretende Kopfschmerzen. Ein Migräneanfall kann Minuten bis Tage dauern. Frauen leiden unter diesen Anfällen wesentlich häufiger als Männer. Oft kommen noch Übelkeit, Erbrechen oder Durchfall hinzu. Es ist auch möglich, dass nach leichten Kopfschmerzen kleine Funken im Gesichtsfeld auftauchen, der Betroffene sieht plötzlich doppelt. Feurige Zeichen flimmern vor den Augen und der Kranke hat das Gefühl, als drücke man ihm die Augen aus den Höhlen. Der Kopfschmerz ist sicher das bestimmende Zeichen der Migräne, doch gesellen sich oft viele andere dazu.

Bei Migräne quält jeder Reiz, wie z. B. Geräusche, Licht oder Empfindungen usw. Ein weiteres wesentliches Symptom der Migräne ist der Brechreiz. Wenn die Kranken an Essen denken, wird ihnen übel, oft müssen sie erbrechen. Bei rund einem Drittel aller Kranken treten Sehstörungen auf, meist in der Anfangsphase des Anfalls. Sie dauern zehn bis zwanzig Minuten, seltener Stunden. Die Konzentration lässt nach, manche Betroffene haben sogar Schwierigkeiten, Worte zu formulieren. Die eigentlichen Ursachen der Migräne sind nach wie vor unbekannt, doch kennt man viele Einzelursachen, die den Anfall auslösen können. Maßgeblich ist übermäßige Belastung und Überforderung bei ängstlichen, korrekten oder ehrgeizigen Charakteren. Auch Erbfaktoren können eine Rolle spielen, sowie die sogenannten Gelegenheitsursachen: Menstruation, Unfall, körperliche Anstrengung, Wetter und Stress. Ebenso können körperliche Fehlbelastungen, beispielsweise eine falsche Körperhaltung bei der Arbeit, Migräne auslösen.

Viele der Migränekranken sollten darüber nachdenken, ob sie ihren wirklichen Lebensrhythmus gefunden haben. Sie dürfen sich nicht überfordern, sondern müssen nach Entspannung und gutem Schlaf streben. Nervosität, Überforderung und Reizüberflutung sollten deshalb unter allen Umständen vermieden werden.

SCHAFGARBE: Bei regelmäßigem Genuss von Schafgarben-Tee kann die Migräne vollkommen besiegt werden. Einen gehäuften Teelöffel Schafgarbe pro Tasse abbrühen, eine halbe Minute ziehen lassen, abseihen und schluckweise pro Tag eine Tasse Tee sehr heiß trinken.

SCHLÜSSELBLUME: Bei starken Migräneanfällen verspricht Schlüsselblumen-Tee rasche Linderung. Einen gehäuften Teelöffel Schlüsselblumenblüten pro Tasse abbrühen, eine halbe Minute ziehen lassen, abseihen und schluckweise bis zu zwei Tassen sehr warm trinken.

Heilerfolge

Migräne

... ich litt Jahre unter starker Migräne, verbunden mit Nasenbluten. Beides heilte ich mit Schafgarben-Tee. Meine Schmerzen sind weg, ich brauche gottlob keine Spritzen und Tabletten mehr ...

Helga Meier, Heidelberg

Müdigkeit

BRENNNESSEL: Einen gehäuften Teelöffel Brennnessel pro Tasse abbrühen, eine halbe Minute ziehen lassen, abseihen und schluckweise bis zu vier Tassen am Tag trinken.

KAMILLENÖL: Kamillenöl vertreibt die Müdigkeit aus den Gliedern, wenn man sich vor dem Schlafengehen leicht mit dem Öl einreibt. Man füllt frische Kamillenblüten in eine Flasche, übergießt sie mit Öl (das Öl muss die Blüten bedecken) und stellt die Flasche drei Wochen in die Wärme.

PFEFFERMINZE: Einen gehäuften Teelöffel Pfefferminze pro Tasse mit heißem Wasser abbrühen, eine halbe Minute ziehen lassen, abseihen und schluckweise bis zu drei Tassen Tee über den Tag verteilt trinken.

Ohrensausen

MISTEL: Ohrensausen ist eine Nebenerscheinung von erhöhtem Blutdruck oder starkem Blutandrang im Kopf. Hier hilft die als Herz- und Kreislaufmittel bewährte Mistel.

Zwölf Stunden weicht man einen gehäuften Teelöffel Mistel pro Tasse in kaltem Wasser ein. Anschließend wird der Kaltansatz erwärmt, abgeseiht und schluckweise getrunken. Pro Tag trinkt man zwei bis drei Tassen Tee, am besten vor und nach den Mahlzeiten. Praktischerweise füllt man die Tagesration in eine angewärmte Thermoskanne.

RINGELBLUMEN-SALBE: In einer Pfanne erhitzt man 250 g reines Schweinefett und schüttet eine gehäufte Handvoll Ringelblumen (Blätter, Blüten und Stängel) in das heiße Fett. Man lässt das Ganze aufschäumen, rührt kräftig um und nimmt die Pfanne vom Herd. Zugedeckt über Nacht auskühlen lassen. Am nächsten Tag wird die Pfanne noch einmal leicht erwärmt, ihr Inhalt durch ein sauberes Leinentuch passiert, die Blätter, Blüten und Stängel werden ausgepresst und die so gewonnene Salbe in verschließbare Gläser gefüllt.

SCHÖLLKRAUT: Einen gestrichenen Teelöffel Schöllkraut pro Tasse mit heißem Wasser abbrühen, eine halbe Minute ziehen lassen, abseihen und schluckweise bis zu einer Tasse Tee am Tag trinken.

SCHÖLLKRAUT-SAFT: Anstelle des Tees kann man auch frischen Schöllkraut-Saft, mit etwas lauwarmem Wasser verdünnt, zu sich nehmen. In einem Entsafter werden frisch gepflückte Blätter, Blüten und Stängel des Schöllkrauts ausgepresst. Pro Tag trinkt man einen Teelöffel frisch gepressten Schöllkraut-Saft, der zuvor mit einer Tasse Wasser verdünnt wird.

STORCHENSCHNABEL-ESSENZ: Man füllt frisch gewaschene und klein geschnittene Blüten, Blätter und Stängel des Storchenschnabels in eine Flasche, übergießt sie mit 38–40%igem Kornbranntwein und stellt die verschlossene Flasche mindestens zwei Wochen in die Wärme. Mit der Essenz mehrmals täglich das Innere des Ohrs einstreichen.

WEISSDORN: Einen gehäuften Teelöffel Weißdorn (verwendet werden sowohl Blätter als auch Blüten der Heilpflanze) pro Tasse mit heißem Wasser abbrühen, eine halbe Minute ziehen lassen, abseihen und schluckweise über den Tag verteilt zwei Tassen Tee am Tag trinken.

WEISSDORN-ESSENZ: Man füllt frisch gepflückte Blüten und Beeren, von beidem die gleiche Menge, in eine Flasche und übergießt sie mit 38–40%igem Kornbranntwein. Die Flasche muss mindestens zwei Wochen in der Wärme stehen bleiben. Von der so gewonnenen Essenz nimmt man täglich vier bis zehn Tropfen ein.

HAUSMITTEL: Man tränkt ein kleines, handliches Frotteetuch mit kaltem Wasser (es sollte feucht sein, aber nicht triefen) und legt es sich über Nacht auf das Herz. Darüber kommen eine Plastikfolie und ein trockenes Handtuch als Wärmeschutz.

KLEINER SCHWEDENBITTER: Ein mit Kleinem Schwedenbitter getränkter Wattebausch, den man sich ins Ohr steckt, vertreibt rasch das lästige Ohrensausen. Vorher sollte man das Ohr mit Ringelblumen-Salbe einstreichen.

Heilerfolge

Ohrenschmerzen

... neulich bekam ich in der Nacht Ohrenschmerzen. Ich erinnerte mich an Ihren Ratschlag, träufelte zwei bis drei Tropfen Kleinen Schwedenbitter in das Ohr, befeuchtete einen Wattebausch und steckte ihn mir ebenfalls in das Ohr. Dann ging ich wieder ins Bett. Nach zehn Minuten waren die Ohrenschmerzen verschwunden ...

Annemarie Weber, Breisach

Schmerzen

RINGELBLUMEN-SALBE: Die vor dem Schwedenbitter-Umschlag aufzutragende Ringelblumen-Salbe stellt man folgendermaßen her:

In einer Pfanne erhitzt man 250 g reines Schweinefett und schüttet eine gehäufte Handvoll Ringelblumen (Blätter, Blüten und Stängel) in das heiße Fett, lässt aufschäumen, rührt kräftig um und nimmt die Pfanne vom Herd. Zugedeckt lässt man das Ganze über Nacht auskühlen. Am nächsten Tag wird die Pfanne noch einmal leicht erwärmt, ihr Inhalt durch ein sauberes Leinentuch passiert, die Blätter, Blüten und Stängel werden ausgepresst und die so gewonnene Salbe in verschließbare Gläser gefüllt.

KLEINER SCHWEDENBITTER: Bei Schmerzen, ganz gleich wo auch immer sie auftreten, hilft der Kleine Schwedenbitter. Innerlich nimmt man, je nach Stärke der Schmerzen, dreimal täglich einen Tee- oder Esslöffel Kleinen Schwedenbitter mit etwas Wasser oder Tee verdünnt.

Äußerlich wird der Kleine Schwedenbitter zum Einreiben und als Umschlag benutzt. Die betroffene Hautpartie streicht man dick mit Ringelblumen-Salbe ein, damit der Alkohol der Haut nicht das Fett entzieht. Die schmerzende Stelle wird dann mit verdünntem Kleinen Schwedenbitter eingerieben oder ein damit beträufelter Wattebausch aufgelegt.

Heilerfolge

Schmerzen

... Schwedenkräuter halfen mir gegen einen Extremschmerz, der mich seit drei Jahren in Zeitabständen immer wieder überfällt. Dieser Schmerz ist einem starken Hexenschuss ähnlich. Laut ärztlicher Auskunft handelt es sich um akute starke Schmerzen, die mit Schüben stärkster Schmerzmittel behandelt werden müssen. Die Beipackzettel beschreiben eine Seite von sehr gefährlichen Nebenwirkungen. Trotz Einnahme dieser starken Tabletten konnte mir bei meinem letzten Schmerzüberfall vor etwa zwei Wochen nicht geholfen werden. Es war lediglich eine leichte Besserung zu verzeichnen. Ich versuchte es daher mit Schwedenkräuter-Umschlägen. Bereits nach einer Stunde verspürte ich den Schmerz nur noch ganz leicht und am nächsten Tag war ich schmerzfrei. Es kam mir vor wie ein Wunder und selbst mein Mann, der Naturheilmitteln bisher eher etwas skeptisch gegenüberstand, ist jetzt von der einmaligen Wirkung der Schwedenkräuter überzeugt und nimmt sie nun selbst. Auch eine Freundin aus Amerika, die mich während dieser Zeit besuchte und alles mitbekam, hat sich daraufhin sofort Ihr Buch gekauft und hofft nun, auch in Amerika die Schwedenkräuter zu bekommen. Einstweilen hat sie sich damit hier bei uns eingedeckt ...

Annegret Müller, Flensburg

... vor Jahren hielten Sie in unserer Nähe einen Vortrag. Dies nahmen wir zum Anlass, uns sofort den Kleinen Schwedenbitter zu besorgen. Zum ersten Mal zum Einsatz kam diese „Wundermedizin", als unsere kleine Tochter wegen starker Bauchschmerzen keine Nacht schlafen konnte und stets nur jammerte. Wir hatten den Eindruck, im Bauch sei etwas nicht in Ordnung. Der Kinderarzt meinte, es handle sich hier um ein psychisches Problem. Wir schlugen in Ihrem Buch nach, fanden den Hinweis

mit dem Kleinen Schwedenbitter und legten ihr einen Umschlag auf. Mit dem ersten Bauchwickel schlief das Kind die ganze Nacht. Ich tat dies fast ein halbes Jahr und es hat sich nichts mehr gezeigt ...

Monika Schäfer, Peuerbach

... seit drei Wochen nimmt meine Frau täglich zwei Teelöffel Schwedenbitter ein. Nach wenigen Tagen waren Kopf-, Leibschmerzen und Unwohlsein verschwunden. Sie fühlt sich, trotz starker beruflicher Belastung, außerordentlich wohl ...

Robert Müller, Hartha/ehem. DDR

Schwindelgefühl

Beim Schwindel handelt es sich nicht um eine Krankheit, sondern um ein Symptom für eine Störung im Körper. Bei schwereren Fällen kommen Übelkeit, Flimmern vor den Augen, Schweißausbrüche oder sogar Ohnmachtsanfälle vor. Schwindelanfälle können von wenigen Sekunden bis zu Tagen dauern. Sie können sich spontan in einem Anfall oder auch langsam steigernd einstellen.

Es gibt harmlose Ursachen dafür, wie etwa zu niedriger Blutdruck – bei zu schnellem Aufstehen oder großer Anstrengung; doch können sich durch Schwindel auch gefährliche Krankheiten ankündigen. Durchblutungsstörungen des Gehirns – beispielsweise bei Migräne oder in höherem Alter bei Arteriosklerose – können ebenfalls Schwindelanfälle verursachen.

Harmlos und eigentlich kein Krankheitszeichen sind die Schwindelgefühle bei der Reise- und bei der Höhenkrankheit. Wer an zu niedrigem Blutdruck leidet, sollte sich beim Aufstehen immer Zeit lassen. Die Tasse Kaffee oder Tee kann Wunder wirken. Auch die Migräne verliert dadurch ihren Schrecken. Am preiswertesten ist die kalte Dusche. Wer ein Schwindelgefühl schnell bekämpfen will, sollte sich hinlegen und die Beine hochlegen. Wer es gelernt hat, kann sich auch mit autogenem Training behelfen.

Bärlauch: Schwindelgefühl oder Druck im Kopfbereich ist oft auf zu hohen Blutdruck oder Arterienverkalkung zurückzuführen. Dagegen ist der Bärlauch ein wirksames Heilkraut. Im Frühjahr sammelt man die frischen Bärlauchblätter, die gewaschen und klein geschnitten roh verzehrt werden. So wie Petersilie streut man Bärlauch auf alle Speisen, die üblicherweise mit Petersilie oder Schnittlauch verfeinert und dekoriert werden. Mit Bärlauchblättern kann man auch einen Salat zubereiten oder Spinat kochen.

Bärlauch-Essenz: Um sich die Heilkraft des Bärlauchs das ganze Jahr über zu sichern – getrocknet verlieren die Blätter ihre Heilkraft –, setzt man Bärlauch-Essenz an.

Man füllt eine dunkle Glasflasche mit klein geschnittenen Bärlauchblättern oder Bärlauchzwiebeln, übergießt die Kräuter mit 38–40%igem Kornbranntwein und lässt die Flasche mindestens zwei Wochen in der Wärme stehen. Von der so gewonnenen Bärlauch-Essenz nimmt man täglich viermal 10 bis 15 Tropfen, die zuvor mit etwas Wasser verdünnt werden.

Ehrenpreis: Einen gehäuften Teelöffel Ehrenpreis pro Tasse mit heißem Wasser abbrühen, eine halbe Minute ziehen lassen, abseihen und schluckweise eine Tasse Tee vor dem Schlafengehen trinken.

Mistel: Ein gehäufter Teelöffel Mistel wird zwölf Stunden in einer Tasse kaltem Wasser eingeweicht. Danach wird der Kaltansatz erwärmt, abgeseiht und schluckweise täglich drei Tassen Tee getrunken. Praktischerweise füllt man die Tagesration in eine angewärmte Thermoskanne.

Schafgarbe: Einen gehäuften Teelöffel Schafgarbe pro Tasse mit heißem Wasser abbrühen, eine halbe Minute ziehen lassen, abseihen und schluckweise, so heiß wie möglich, ein bis zwei Tassen pro Tag trinken.

Weissdorn: Einen gehäuften Teelöffel Weißdorn (verwendet werden sowohl Blätter als auch Blüten der Heilpflanze) pro Tasse mit heißem Wasser abbrühen, eine halbe Minute ziehen lassen, abseihen und schluckweise über den Tag verteilt zwei Tassen Tee trinken.

Weissdorn-Essenz: Man füllt frisch gepflückte Blüten und Beeren, von beidem die gleiche Menge, in eine Flasche und übergießt sie mit 38–40%igem Kornbranntwein. Die Flasche muss mindestens zwei Wochen in der Wärme stehen bleiben. Von der so gewonnenen Essenz nimmt man täglich vier bis zehn Tropfen ein.

Kleiner Schwedenbitter: Bei Schwindelgefühl hilft der Kleine Schwedenbitter, innerlich und äußerlich angewendet. Man nimmt pro Tag drei Teelöffel Kleinen Schwedenbitter mit etwas Wasser oder Kräutertee verdünnt ein.

Äußerlich angewendet, kann es schon genügen, öfters an der geöffneten Flasche zu riechen. Man kann den Kleinen Schwedenbitter auch auf einen Teelöffel gießen und die Tropfen langsam durch die Nase hochziehen. Man befeuchtet ein Tuch mit Kleinem Schwedenbitter, der mit etwas Wasser verdünnt ist, und legt es sich auf die Stirn. Ebenfalls hilfreich ist es, mit dem feuchten Tuch den Kopfwirbel zu befeuchten.

Heilerfolge

Schwindelgefühl

... ich litt lange Zeit unter sehr starken Schwindelgefühlen. Da begann ich nach Ihrem Buch den Schafgarben-Tee zu trinken. Nach zwei Wochen war dieser unangenehme Zustand ausgestanden ...

Anton Weber, Nürnberg

Übelkeit

SCHAFGARBE: Einen gehäuften Teelöffel Schafgarbe pro Tasse mit heißem Wasser abbrühen, eine halbe Minute ziehen lassen, abseihen und schluckweise ein bis zwei Tassen Tee am Tag trinken.

WEISSDORN: Einen gehäuften Teelöffel Weißdorn (verwendet werden sowohl Blätter als auch Blüten der Heilpflanze) pro Tasse mit heißem Wasser abbrühen, eine halbe Minute ziehen lassen, abseihen und schluckweise über den Tag verteilt zwei Tassen Tee trinken.

WEISSDORN-ESSENZ: Man füllt frisch gepflückte Blüten und Beeren, von beidem die gleiche Menge, in eine Flasche und übergießt sie mit 38–40%igem Kornbranntwein. Die Flasche muss mindestens zwei Wochen in der Wärme stehen bleiben. Von der Essenz nimmt man täglich vier bis zehn Tropfen.

KLEINER SCHWEDENBITTER: Mit dem Tee nimmt man bis zu drei Teelöffel Kleinen Schwedenbitter zu sich, der nach der alten Handschrift Schwindel und Übelkeit vertreibt.

Überanstrengung

EHRENPREIS: Bei geistiger Überanstrengung, die oft zu großer Nervosität führt, hilft der Genuss von Ehrenpreis-Tee. Einen gehäuften Teelöffel Ehrenpreis pro Tasse mit heißem Wasser abbrühen, eine halbe Minute ziehen lassen, abseihen und schluckweise eine Tasse abends vor dem Schlafengehen trinken.

Überreizung

THYMIAN-VOLLBAD: Nervöse, überreizte Menschen sollten regelmäßig ein- bis zweimal pro Woche ein Thymian-Vollbad nehmen. Ein Eimer (Fassungsvermögen 6 bis 8 Liter) frische oder 200 g getrocknete Kräuter werden zwölf Stunden in kaltem Wasser eingeweicht. Danach wird der Kaltansatz erwärmt und dem Badewasser zugegossen. Das Herz des Badenden muss dabei außerhalb des Wassers sein. Die Badedauer beträgt 20 Minuten, anschließend nicht abtrocknen, sondern in einen Bademantel gehüllt im Bett etwa eine Stunde nachschwitzen.

Unruhe

SCHAFGARBE: Die beruhigende Wirkung der Schafgarbe beseitigt quälende innere Unruhe. Pro Tag sollte man zwei bis drei Tassen Schafgarben-Tee schluckweise trinken. Dabei kommt ein gehäufter Teelöffel Schafgarbe auf eine Tasse, mit heißem Wasser abbrühen, eine halbe Minute ziehen lassen und abseihen.

SCHAFGARBEN-SITZBAD: Sitzbäder mit Schafgarbe, neben dem Tee genommen, beschleunigen die Beruhigung.

Zwölf Stunden weicht man 100 g Schafgarbe (verwendet wird das Kraut) in kaltem Wasser ein. Anschließend wird der Kaltansatz erwärmt und dem Badewasser zugegossen. Beim Baden müssen die Nieren des Badenden bedeckt sein. Die Badedauer beträgt 20 Minuten. Danach nicht abtrocknen, sondern in einen Bademantel gehüllt im Bett eine Stunde nachschwitzen.

Entspannungsübungen

Allgemeines

Die meisten Kopfschmerzen entstehen durch Stress. Hier kann man aber nur von dem allgemeinen Stress reden, der nicht von der besonderen psychischen Konstitution des Betroffenen abhängig ist. Dazu gehören die Verspannungen, die bei der Arbeit oder beim Autofahren entstehen. Wer ab und zu Übungen zur Entspannung macht, kann häufige Kopfschmerzen vermeiden. Wer den Druck im Kopf bereits spürt, sollte seine augenblickliche Tätigkeit kurz unterbrechen und etwas Gymnastik machen. **Bewegungsübungen** sind bei der Behandlung chronischer Kopfschmerzen sehr wichtig. Sic lockern den Körper, was bei Spannungskopfschmerzen, die auf eine Muskelkontraktion zurückgehen, besonders wirkungsvoll ist. Oft sind nämlich eine schlechte Körperhaltung oder Arbeiten in ungeeigneten Körperstellungen an Muskelverspannungen schuld. Durch gymnastische Übungen und Massagen werden die Muskeln gelockert, was auch zu einer seelischen Entspannung führt. Man sollte nicht außer Acht lassen, dass auch extreme seelische Anspannungen zu den sogenannten Spannungskopfschmerzen führen können. Es gilt deshalb in jedem Fall: Öfter einmal tief durchatmen und für ein paar Augenblicke versuchen, nicht an die Arbeit oder den Ärger zu denken. Das Vermeiden von Stress ist und bleibt nämlich ein ausgezeichnetes Mittel gegen Kopfschmerzen.

Massageübungen

Für die leicht zu erlernenden Massageübungen bedarf es keiner kräftigen Hand. Sie können deswegen auch ruhig Ihre Kinder bitten, Sie zu massieren. Es wird Ihnen bestimmt Spaß machen. Die beschriebenen Bewegungen soll man mehrmals durchführen.

1. Man streicht mit den Handflächen vom Hinterkopf bis zu den Schultern und von dort schräg nach unten bis zur Wirbelsäule.
2. Man legt beide Hände übereinander und streicht damit unter starkem Druck die Wirbelsäule vom Nacken bis zum Po hinunter.
3. Man beschreibt am unteren Rande des Kopfes entlang mit den Fingern Kreise, jeweils vom Ohr zur Wirbelsäule.
4. Am Rücken kräftig von der Wirbelsäule her schräg nach unten ausstreichen.
5. Die Schultermuskeln eine Zeitlang mit sanftem Druck kneten.
6. Man führt mit den Daumenballen beider Hände unter leichtem Druck auf beiden Seiten der Wirbelsäule kleine, kreisende Bewegungen aus.
7. Dies führt zu einer Lockerung des Unterhautgewebes.
8. Man streicht mit den Fingern in kreisenden Bewegungen den Nacken hinunter, von der Mitte nach außen.
9. Abschließend streicht man mit beiden Händen vom unteren Hinterkopf über beide Schultern bis zu den Oberarmen und noch einmal mit übereinandergelegten Händen die Wirbelsäule hinab.

Gymnastikübungen

Die aufgeführten Übungen sollen die Schulter- und Nackenmuskulatur lockern. Sie sind sehr einfach durchzuführen und man muss sich dafür keiner Kleidungsstücke entledigen. Deshalb kann man sie auch problemlos am Arbeitstag durchführen. Jede Übung muss mehrmals hintereinander durchgeführt werden.

1. Ziehen Sie die Schultern hoch bis an die Ohren und stoßen Sie sie wieder kräftig nach unten.
2. Schwingen Sie die Arme im Wechsel locker vor und zurück.
3. Strecken Sie die Arme auf Schulterhöhe aus und lassen Sie sie kreisen.
4. Schwingen Sie die Arme locker vor dem Körper hin und her, von links nach rechts und zurück.
5. Verschränken Sie die Arme im Nacken, ziehen Sie die Schulterblätter an die Wirbelsäule heran und lassen Sie sie anschließend wieder locker hängen.
6. Die Schultern im Wechsel hochziehen: Linke Schulter hoch-, dabei rechte Schulter hinunterziehen und umgekehrt.
7. Arme locker kreisen lassen.
8. Verschränken Sie die Hände folgendermaßen auf dem Rücken: Die linke Hand greift von oben, die rechte von unten und umgekehrt.
9. Neigen Sie sich mit dem Oberkörper zur Seite und lassen Sie dabei die Arme locker baumeln; in beide Richtungen.
10. Legen Sie das rechte Ohr auf die rechte Schulter. Recken Sie dann den Kopf ganz lang aus den Schultern heraus und legen ihn nach links.
11. Schauen Sie über die rechte Schulter auf die rechte Ferse, dann machen Sie das Gleiche auf der linken Seite.
12. Drehen Sie den Kopf zur Seite und heben Sie dabei das Kinn an.

Schließen Sie die Übungen ab, indem Sie die Arme einige Male ganz locker vor- und zurückschwingen.

Akupressur

Diese Methode eignet sich hervorragend zur Selbstbehandlung bei Kopfschmerzen. Sie ist eine Fortentwicklung der Akupunktur, wobei hier der Druck der Fingerkuppen und leichte kreisende Bewegungen eingesetzt werden. Der Fingerdruck auf den richtigen Punkt kann von vielen Leiden befreien. Die Akupressur macht schmerzfrei und verkürzt die Krankheit. Was aber für Migräneleidende am wichtigsten ist: Sie befreit von den organischen Folgen von Angst und Stress.

Wenn man den richtigen Punkt gefunden hat, legt man Daumen oder Zeigefinger darauf und beginnt mit der kreisenden Massage. Man sollte dabei zwei bis drei Kreise pro Sekunde ausführen. Der massierende Finger bleibt aber immer auf dem einmal eingenommenen Punkt. Durch die kreisende Bewegung wird lediglich die Haut auf ihrer Muskel- oder Knochenunterlage verschoben. Die Akupressur läuft immer parallel ab, die entsprechenden Punkte werden auf beiden Körperseiten zugleich gedrückt. Es ist sehr wichtig, diese Behandlung nur in absoluter Ruhe und Entspannung vorzunehmen. Sollte die Stelle, wo behandelt wird, zu schmerzen beginnen, beendet man die Behandlung.

Bei Kopfschmerzen und Müdigkeit empfiehlt sich die Akupressur der Augengegend. Für die Augen-Akupressur gilt: Augen geschlossen halten und so auf den Augapfel drücken, dass dabei kein übermäßiger Druck entsteht.

Bei Migräne massiert man mit den Fingerkuppen des linken und rechen Daumens die erhöhten Stellen der Augenhöhlen unterhalb des inneren Ansatzes der linken und rechten Augenbraue auf und ab. Dabei legt man die anderen vier Finger einzeln gekrümmt an die Stirn. Bei jeder Akupressur sind 64 Punktmassagen notwendig.

Autogenes Training

Autogenes Training ist eine hervorragende Möglichkeit zur Selbstentspannung. Es beruht auf Konzentrationsübungen und ist leicht erlernbar. Wer es beherrscht, kennt seinen Körper und den Weg zu sich selbst. Dadurch ist ihm ein entspanntes Leben in Harmonie mit seinem Körper möglich.

Die Grundlage des autogenen Trainings ist das Kennen des eigenen Körpers. Dazu gehört vor allem auch, dass man lernt, richtig zu atmen, sich zu entspannen und gesund zu schlafen. Das autogene Training hilft dabei, diesen harmonischen Zustand zu erreichen. Allerdings braucht man viel Zeit und Geduld dazu. Die Übungen müssen oft wiederholt und ausdauernd geübt werden, nur dann wird sich das gewünschte Resultat einstellen. Wer glaubt, mit autogenem Training eine rasche Lösung für seine Schmerzen und Schlaflosigkeit gefunden zu haben, täuscht sich. Man darf nicht übersehen, dass wir in einer Welt leben, die weit entfernt vom idealen Zustand der Entspannung und des Körperbewusstseins ist. Autogenes Training lernt man am besten unter Anleitung: Dazu werden zahlreiche Kurse angeboten. Hier sei nur eine Grundübung als Beispiel dargestellt:

Man spannt jede einzelne Muskelgruppe der nachfolgend angegebenen Muskelgruppen für fünf bis sieben Sekunden an. Nur der Fuß wird kürzer angespannt, da sonst leicht ein Krampf eintreten kann. Nach dieser Zeit der Anspannung sagt man sich das Signalwort „ruhig“ oder „entspannt“ vor. Jetzt muss man den Unterschied zwischen dem Zustand der Anspannung und der Entspannung deutlich spüren. Das Augenmerk muss dabei vor allem auf die Entspannung gerichtet sein, da man ja die Spannung beheben will.

Die Muskelgruppen:

1. Dominante Hand und Unterarm
2. Dominanter Oberarm
3. Nicht dominante Hand und Unterarm
4. Nicht dominanter Oberarm
5. Stirn
6. Obere Wange und Nase
7. Untere Wange und Kiefer
8. Nacken und Hals
9. Brust und Schultern, oberes Rückgrat
10. Bauchmuskulatur
11. Dominanter Unterschenkel
12. Dominanter Fuß
13. Nicht dominanter Oberschenkel
14. Nicht dominanter Unterschenkel
15. Nicht dominanter Fuß

Wer seinen Körper so kennenlernt und ein Gefühl für die einzelnen Glieder, Muskeln und Organe entwickeln lernt, der kann auch mit Hilfe von Konzentrations- und Entspannungsübungen den Schmerz beherrschen.

V.

Allgemeine Tipps zur Vorbeugung von Krankheiten

Viele Menschen erwarten von ihrem Körper, dass er zu funktionieren hat, dass man ihn unbegrenzt belasten kann und dass seine selbstheilenden Kräfte unerschöpflich sind. Wer sich dieser Selbsttäuschung hingibt, lebt gefährlich. Denn unser Körper braucht Pflege, Fürsorge, ausreichendes Training und Ruhepausen zur Erholung. Man kann nicht ungestraft Raubbau mit seiner Gesundheit treiben. Es ist natürlich nicht einfach, die Wirkung einer vernünftigen Vorsorge zu beweisen. Wenn jemand vom obligatorischen Frühjahrsschnupfen verschont geblieben ist, wird man sagen, da hat er Glück gehabt. Auf die Idee, dass sich der Glückliche durch entsprechende Abhärtung seines Körpers vor der Ansteckung geschützt hat, kommen nur wenige. Man kann sich auch vorstellen, dass viele Menschen sagen, wozu soll ich eine Mistelkur machen, mein Kreislauf ist doch in Ordnung?

Nun, mehr als Empfehlungen für eine sinnvolle Vorbeugung kann man nicht geben. Jeder muss für sich selbst entscheiden, was ihm seine Gesundheit wert ist. Unser Herrgott jedenfalls hat alle Vorsorge für Gesundheit und Wohlbefinden geschaffen. Was er von uns verlangt, ist das bisschen Arbeit, seine Gaben auch zu nutzen.

Körperabhärtung

Wichtig für die Gesundheit sind „Bäder“ in Licht, Luft und Wasser. Auf diese Weise härtet man vor allem seinen Körper ab und macht ihn weniger anfällig für alle möglichen Erkrankungen. Eine besondere Bedeutung kommt dabei dem kalten Wasser zu, das die Herz- und Kreislauftätigkeit anregt und die Durchblutung der Haut verbessert. Folgende Regeln sollte man dabei beachten.

a) Der Körper muss warm sein, bevor man kaltes Wasser anwendet. Am besten ist es, wenn man aus dem warmen Bett schlüpft, bevor kaltes Wasser eingesetzt wird. Abends sollte man sich durch einen Spaziergang oder eine geeignete Gymnastik aufwärmen.
b) Das Badezimmer sollte wohltemperiert sein. Das Fenster bleibt geschlossen, damit keine Zugluft entsteht. Nach dem Einsatz von kaltem Wasser muss sich der Körper wieder schnell erwärmen. Ideal ist es, wenn man für cinige Zeit ins angewärmte Bett steigt.
c) Auch bei den Abhärtungsmaßnahmen darf man nicht übertreiben, da sich sonst der Körper zu sehr an diese Reize gewöhnt und nicht mehr entsprechend reagiert.

Also nicht alle Möglichkeiten ständig nutzen, sondern je nach Gegebenheit abwechseln.

Armbad

Man taucht beide Arme in ein mit kaltem Wasser angefülltes Waschbecken. Das Wasser kann bis zur Schulter reichen. Beim Eintauchen zählt man langsam von 20 bis 30, nimmt beide Arme aus dem Wasser, schüttelt sie ohne abzutrocknen aus und bewegt die Arme so lange hin und her, bis sie trocken sind. Nun rasch in die Nachtwäsche und ins Bett. Das prickelnde Gefühl der Frische überträgt sich auf das Herz, für das das kalte Wasser

Beruhigung bedeutet. Auf diese Weise härtet man seinen Körper nicht nur ab, sondern schläft ruhig und tief ein.

Kalte Waschungen

Morgens damit begonnen, abends vor dem Schlafengehen nochmals durchgeführt, bedeuten kalte Waschungen eine Abhärtung des Körpers. Gegen Verkühlung, Wetterfühligkeit und Grippe-Erkrankungen ist man besser gefeit als jene, die es aus einer Verweichlichung heraus unterlassen. Es muss unbedingt ein Waschlappen benutzt werden, mit dem man mit der Waschung unten beim rechten Fuß beginnt. Dann die Beine immer rechts vor links – Bauch, beide Arme, den Rücken und vor allem die Herzgegend waschen. Die Waschung soll rasch vor sich gehen. Die Herzgegend kann man zwei- bis dreimal kreisförmig erfassen. Das Abreiben mit einem trockenen Frotteetuch bringt schließlich die herrliche Wärme, die den ganzen Körper durchflutet. Auf diese Art gibt es warme Hände und Füße und ein ausgewogenes Gleichgewicht. Die Waschung am Abend bringt vor allem guten Schlaf.

Tau-Laufen

Wer einen Garten mit Grasfläche sein Eigen nennt, sollte im Mai die Gelegenheit nutzen, morgens im taufrischen Gras barfuß einige Runden zu drehen. Der Monat Mai ist wohl die geeignetste Zeit dazu. Die Sonne wärmt bereits den Boden, aber zugleich sind die inneren Bewegungen des Erdreichs noch in reichlichem Maße vorhanden. Dieses Barfußlaufen regt nicht nur die Blutzirkulation an, sondern hebt die Gesundheit in reichem Maße: Den Körper in gerader Haltung durchgestreckt, tief durchatmen, dabei zehn Minuten durch das taufrische Gras laufen. In die Wohnung zurückgekehrt, werden die feuchten Füße warm abgespült und Socken angezogen. Wehe, wenn man sich dabei verkühlt! Das Laufen durch das taunasse Gras bewirkt eine gute Blutzirkulation, die Folge davon sind niemals kalte Füße. Auf der anderen Seite bringt man für den Tag ein gutes Stück Ausgeglichenheit mit. Man genießt bei morgendlichem Vogelgezwitscher die göttlichen ersten Sonnenstrahlen des Tages und fühlt sich durch die Weite des Himmels belebt.

Schnee-Treten

Am Morgen steht man auf, zieht sich warm an und läuft barfuß durch den frisch gefallenen Schnee. Das ist aber wirklich nur etwas für ganz Abgehärtete, die sich schon im Sommer an das Tau-Laufen gewöhnt haben. Wichtig ist vor allem, dass man wirklich läuft, um den Körper warm zu halten. Am Anfang sollte man nicht länger als eine Minute im Schnee bleiben. Aber auch bei entsprechender Abhärtung sollte man nie länger als drei Minuten ausharren. Beim Schnee-Treten atmet man bei geschlossenem Mund durch die Nase ein und durch den Mund aus. Die frische Winterluft wirkt belebend auf den ganzen Organismus. In die Wohnung zurückgekehrt, werden die feuchten Füße warm abgespült und Socken angezogen.

Haut-Bürsten

Mit einer Bürste aus Naturborsten bürstet man morgens die trockene Haut. Man beginnt auf der rechten Seite und bürstet stets zum Herzen. Von den Füßen hoch zur Schulter. Nicht mit zu viel Druck, die Haut soll sich nur röten. Anschließend die linke Seite. Für Brust und Rücken steckt man einen Stiel auf die Bürste. Man bürstet immer von der Mitte nach beiden Seiten. Der Bauch wird kreisförmig, von unten rechts im Uhrzeigersinn behandelt. Anschließend duschen, um die trockenen Hautschuppen gänzlich abzuspülen.

VI.
Bäder, Güsse, Wickel

Allgemeines über Wassergüsse

Der Mensch hat fast zwei Quadratmeter Haut, die mit rund 300.000 Kältepunkten und 25.000 Wärmepunkten (Rezeptoren) ausgestattet sind. Diese Punkte reagieren allesamt auf die „Güsse und Anwendungen", die Pfarrer Kneipp empfiehlt. Jedem stark beanspruchten Menschen, vor allem wenn er in der Großstadt lebt, sind Kneippkuren zu empfehlen. Sie dienen der Abhärtung, der Durchblutung, dem Stoffwechsel und verbessern das allgemeine Wohlbefinden.

Nicht jeder kann und will die Kneippkur im Sanatorium machen, wo ausgebildete Bademeister dem Kurgast täglich mehrere Güsse, Wickel und Bäder verabreichen. Obwohl ein solcher Aufenthalt alle paar Jahre guttut, ist er nicht unbedingt nötig.

Man kann die „Kneippkur" nämlich sehr gut zu Hause machen. Dazu braucht man nur das Waschbecken, die Badewanne mit Gießschlauch, zwei längliche, fast kniehohe Plastikeimer und ein Badethermometer. Auf diese Weise lassen sich die klassischen Kneipp'schen Methoden hervorragend praktizieren: wechselwarme und kalte Armbäder im Waschbecken, Fußbäder, Wassertreten sowie Knie- und Schenkelgüsse.

Oberkörperwaschung

Die Oberkörperwaschung ist die mildeste Anwendung und deshalb gut für den Therapiebeginn. Man benötigt dazu ein grobes, mehrfach gefaltetes Handtuch, das man in frisches, kühles Wasser taucht und nicht zu sehr ausdrückt. Man beginnt mit der Waschung am rechten Handrücken, geht dann über die Außenseite des rechten Armes zur Schulter und innen zurück. Dann fährt man von den Handinnenflächen aus über die Innenseite des Armes aufwärts, wäscht Achselhöhle, Hals, Brust und Leib. Am linken Arm verfährt man anschließend auf die gleiche Weise. Insgesamt dauert die Oberkörperwaschung nicht länger als zwei Minuten.

Kaltes Armbad

Das Waschbecken, in dem Sie das Armbad nehmen, sollte so weit mit Wasser gefüllt sein, dass es bis zur Mitte des Oberarms reicht. Der Raum muss warm sein, ebenso der Körper und die Füße. Man darf das Bad nicht machen, wenn man fröstelt. Tauchen Sie Fingerspitzen, Hand, Unterarm und Oberarm in das kalte Wasser. Erst den rechten Arm, dann den linken Arm dazu. Dann verharren Sie so lange im Wasser, bis sich eine Reaktion zeigt: ein stark zusammenziehendes Gefühl oder ein Wärmegefühl und eine zarte Rötung (etwa 20 bis 30 Sekunden). Danach die Hände abtrocknen, bei kurzen Hemdärmeln auch die Arme. Bei langen Hemdärmeln zieht man das Hemd über die nassen Arme und wärmt sie durch langsames Hin- und Herbewegen auf.

Warmes Armbad

Man verfährt dabei genauso wie beim kalten Armbad. Das warme Armbad wird mit einem Kräuterzusatz bei einer Temperatur von ca. 38° C genommen und dauert zehn bis zwölf Minuten. Anschließend macht man auch einen kurzen kalten Abguss.

Wechselarmbad

Man stellt eine Wanne mit Wasser von ca. 38° C bereit und eine zweite mit kaltem oder leicht temperiertem Wasser. Dann legt man die Arme bis zur Hälfte des Oberarms zuerst fünf Minuten ins warme Wasser, anschließend taucht man sie kurz, für zehn Sekunden, in das kalte Wasser ein, um sie danach wiederum für drei Minuten ins warme Wasser zu legen. Zum Schluss noch mal für zehn Sekunden ins kalte Wasser. Trocknen Sie nur die Hände ab und erwärmen Sie sich durch Bewegung.

Fußbad

Die Wanne für das Fußbad muss so hoch sein, dass das Wasser mindestens bis über die Mitte der Waden reichen kann. Die Voraussetzungen sind dieselben wie bei den Armbädern: warmer Raum, warme Füße und warmer Körper. Man taucht die Füße langsam in das kalte Wasser. So lange, etwa 10 bis 20 Sekunden im Wasser bleiben, bis sich ein Wärmegefühl einstellt. Die Füße nicht abtrocknen, sondern die Strümpfe gleich über die feuchte Haut ziehen. Zur Nacherwärmung eine Viertelstunde marschieren.

Das warme Fußbad und ebenso das Wechselfußbad beruhen auf demselben Prinzip wie die Armbäder.

Knieguss

Sie können sich dazu in eine flache Wanne oder auch in die Badewanne stellen und brauchen dafür einen Schlauch, der möglichst eine lichte Weite von 18 bis 22 mm hat. Notfalls tut es auch der übliche Brauseschlauch, bei dem der Brausekopf abgeschraubt wurde. Bei nach oben gerichteter Schlauchöffnung soll das Wasser in einem etwa fingerlangen Strahl aus dem Schlauch sprudeln. Die Temperatur bei kalten Güssen beträgt 12 bis 18° C, die Dauer der Anwendung 40 bis 60 Sekunden. Die Temperatur des kalten Wassers bei einem Wechselguss soll ebenfalls 12 bis 18° C sein, das warme Wasser soll etwa 38° haben. Man beginnt dabei immer warm, wechselt zweimal und hört kalt auf. Die Dauer des warmen Gusses sollte ein bis zwei Minuten, die des kalten etwa 20 Sekunden betragen. Danach nicht abtrocknen, sondern Strümpfe anziehen und durch kräftige Bewegung nacherwärmen.

Auch bei den Güssen gilt: Warmer Raum und warmer Körper und immer mit dem rechten Bein beginnen. Zur Durchführung des Kniegusses wird nur der Unterkörper entblößt. Zunächst gießt man von rückwärts, wobei der Schlauch wie ein Bleistift zwischen die Finger genommen wird. Man beginnt mit dem Guss beim Vorfuß und geht in langsamem Zug bis zur Kniekehle. Dort verweilt man etwas und achtet darauf, dass das Wasser wie ein Mantel möglichst ohne Lücken die ganze Wade berieselt. Bei richtiger Durchführung greift der Wassermantel auch etwas auf die Vorderseite über. Dann weitergießen bis zur Ferse. Bis zum Eintritt einer Reaktion (zarte Rötung oder Wärmegefühl) bei der Begießung einer Fußvorder- und Fußrückseite vergehen durchschnittlich acht bis zehn Sekunden. Dasselbe wird dann am anderen Bein durchgeführt. Danach begießt man kurz die Fußsohlen und anschließend das Bein von vorne. Dabei geht man vom Vorfuß des rechten Beines über das Schienbein zur Kniescheibe, die ein- bis zweimal kreisend umfahren wird. Dann geht man an der anderen Schienbeinseite hinunter bis zum Rist. Das Gleiche dann am anderen Bein. Von beiden Beinen dann das Wasser abstreichen und – ohne Abtrocknen – die Strümpfe anziehen. Zur Nacherwärmung anschließend mindestens eine Viertelstunde lang gehen. Der warme Knieguss wird ebenso ausgeführt wie der kalte, die Temperatur beträgt dann 38 bis 40° C. Beim Wechsel-Knieguss wird zuerst warm, bis zum Auftreten einer intensiven Rötung, dann kalt gegossen und zweimal gewechselt.

Schenkelguss

Man beginnt – am rechten Bein – an der Rückseite vom Vorderfuß bis zur Ferse, dann an der Außenseite des Beines hoch bis zum Becken, dort fünf Sekunden bleiben. An der Innenseite geht es wieder zurück zur Ferse und von dort sofort am linken Bein in der gleichen Weise weiter bis zum Becken und zurück. Dann gießt man an der Vorderseite des Beines hoch bis zur Leistenbeuge, dort fünf Sekunden bleiben, dann fünf Sekunden nach rechts und wieder fünf Sekunden nach links und am anderen Bein zurück zur Ferse. Als Abschluss gießt man kurz über die Fußsohle.

Armguss

Man beginnt an der Außenseite der rechten Hand. Von dort wird der Strahl am Arm hoch über das Schultergelenk geführt, von wo aus man das Wasser fünf Sekunden lang gleichmäßig am Arm ablaufen lässt. Dann weiter an der Innenseite des rechten Armes zum Ellenbogen, wieder hoch zum Schultergelenk, fünf Sekunden gießen und an der Innenseite des Armes hinunter. Am linken Arm den Guss in der gleichen Weise durchführen. An den Armguss kann man noch einen

Gesichtsguss

anschließen: Dabei wird mit einigen Längs- und Querstrichen das Gesicht von der Stirn bis zum Kinn begossen.

Brustguss

Er wird wie der Armguss ausgeführt. Nur wird beim Brustguss von der Innenseite des rechten Armes ausgehend die Brust mit drei bis fünf achterförmigen Schleifen begossen.

Wasser-Treten

Dafür sollte das Wasser im Becken so hoch sein, dass es drei Viertel der Wade bedeckt. Wenn kein Tretbecken vorhanden ist, lässt es sich auch ganz leicht in der Badewanne durchführen. Bei jedem Schritt muss das Bein ganz aus dem Wasser herausgehoben werden. Die Temperatur des Wassers sollte zwölf bis 18° C betragen, die Dauer – je nach Verträglichkeit – 15 bis 30 Sekunden. Das Wasser am Ende nur mit der Hand abstreifen, nicht abtrocknen. Anschließend trockene wollene Strümpfe anziehen und einige Minuten zur Nacherwärmung herumgehen.

Wickel

Man unterscheidet zwischen kalten und warmen Wickeln. Bei Herz-Kreislauf-Erkrankungen werden jedoch in der Mehrzahl der Fälle nur kalte Wickel verabreicht. Gemeinsam ist allen Wickeln, dass sie aus drei verschiedenen Tüchern bestehen: aus einem nassen, meist leinenen Innentuch (notfalls genügt ein Hand- oder Betttuch), das direkt auf dem Körper liegt; aus einem porösen Zwischentuch zur Abdeckung und einem wärmenden Tuch, das den Wickel als äußerste Schicht umhüllt. Hierfür nimmt man am besten ein Wolltuch. Auf keinen Fall sollte wasserundurchlässiges Material benutzt werden. Das äußerste Tuch sollte auch nie direkt die Haut berühren. Ebensowenig dürfen Teile des innersten, nassen Tuches freiliegen. Daher ist darauf zu achten, dass das Zwischentuch die beiden anderen Tücher überlappt. Notfalls muss man diese Tücher durch Umschlagen verkleinern.

Alle Wickel macht der Betroffene am besten, wenn er im Bett liegt. Grundvoraussetzung dabei ist nämlich, dass der Patient nicht friert. Vor allem die Füße müssen angenehm warm sein. Friert der Patient, so gibt man ihm am besten vor dem Anlegen eines Wickels einen heißen Tee zu trinken oder man führt ansteigende Bäder durch. Erst dann können die nassen Tücher, die immer gut ausgewrungen sein sollen, aufgelegt werden. Alle Wickel müssen sehr dicht auf der Haut liegen, dürfen aber dennoch die Blutzirkulation nicht behindern oder ein unangenehmes Engegefühl auslösen. Während der Wickel aufgelegt ist, kann der Patient zum Beispiel Lindenblütentee zu sich nehmen. Der Darm sollte allerdings bereits vor Anlegen des Wickels entleert sein.

Es ist ratsam, den Kranken während des Wickels nicht alleine zu lassen. Meist dauern Wickel etwa eineinhalb Stunden, kalte Wickel sollten aber nicht länger als eine Stunde gemacht werden. Bei Letzteren muss, falls sich das feuchte Tuch zu sehr erwärmt, zwischendurch der Wickel erneuert werden. Auch beim warmen Wickel sollte man das Tuch auswechseln, wenn es zu stark abgekühlt ist. Nach einem Wickel frottiert man den Körper ab und bleibt im Bett liegen.

Brustwickel

Innen sollte beim Brustwickel ein grobes Leinentuch (etwa 80 x 180 cm), darüber ein Zwischentuch aus porösem Leinen liegen. Außen befindet sich die obligatorische Wolldecke. Ein Brustwickel bedeckt den Oberkörper von den Achseln bis zur Taille. Die Arme liegen dabei frei.

Brustwickel sind meist kalte Wickel; die genaue Temperatur richtet sich nach der Verträglichkeit. Die Atmung muss dem Patienten unbeschwert möglich sein.

Das Woll- und das Zwischentuch wärmt man am besten im Bett etwas an, während das Innentuch in kaltem Wasser durchfeuchtet und anschließend ausgewrungen wird. Dann setzt sich der Patient im Bett auf und die drei Tücher werden übereinandergelegt, das nasse Tuch obenauf. Nun legt sich der Patient darauf und man kann die Tücher fest um seinen Oberkörper schlagen, sodass zwischen Tuch und Haut keine Luft verbleibt. Der Wickel kann mit Klammern oder Sicherheitsnadeln festgesteckt und mit warmen Decken abgedeckt werden. Wie lange der Brustwickel liegen bleibt, hängt davon ab, ob der Wickel Wärme entziehen, Wärme stauen oder schweißtreibend wirken soll. In letzterem Fall kann er bis zu zwei Stunden dauern.

Wadenwickel

Das Innentuch aus grobem Leinen sollte etwa 80 x 80 cm groß sein. Jedes große Handtuch ist dafür geeignet. Zur Hälfte muss es in kaltes Wasser getaucht werden. Die feuchte Hälfte wird längs etwas eingeschlagen und straff um die Wade gewickelt, sodass das Bein vom Knöchel bis zum Knie umschlossen ist. Die trockene Tuchhälfte legt man darüber. Darauf kommt ein Wolltuch. Eine ebenfalls beliebte Möglichkeit, einen einfachen Wadenwickel anzulegen, ist, lange Baumwollstrümpfe in kaltes

Wasser mit Essigzusatz zu tauchen. Nach dem Auswringen zieht man sie im Bett an und trägt darüber noch dicke wollene Wadenstrümpfe. Wärmeflaschen an den Fußsohlen und zwischen den Unterschenkeln sorgen dafür, dass der Körper warm genug bleibt.

Leibwickel

Hierzu braucht man ein Tuch von cirka 80 x 180 cm. Das kann auch ein großes Hand- oder ein kleines Betttuch sein, das man längs faltet und zur Hälfte nass macht. Im Übrigen wird so verfahren wie beim Brustwickel, mit dem einzigen Unterschied, dass der Patient sich so auf die Tücher legt, dass sie seinen Körper von der Mitte des Oberschenkels bis etwas über den Bauchnabel bedecken können.

Herzkompresse

Ein mehrfach gefaltetes Leinentuch, zum Beispiel eine Serviette oder ein kleines Handtuch, können als Kompresse dienen. Es sollte zur Hälfte nass gemacht werden, je nach Behandlungsart heiß oder kalt (bei Herz- und Kreislaufbeschwerden meistens kalt). Nun wird es ausgewrungen, bei heißen Kompressen sehr gründlich. Dann muss es so gefaltet werden, dass bei einer Größe von etwa 15 x 15 cm die nassen Lagen aneinander zu liegen kommen. Das Tuch wird so aufgelegt, dass es die gesamte linke Brustseite bedeckt; es kann mit Wolltüchern abgedeckt werden. Beim Erneuern der Kompressen ist die Brust immer zu bedecken. Vor dem Anlegen von Herzkompressen muss man sich auf jeden Fall über die Krankheit im Klaren sein. Bei Herzkrampf dürfen beispielsweise keinesfalls kalte Kompressen aufgelegt werden.

Biographisches zu Maria Treben

Ihr Leben

Maria Treben, geborene Günzel, wurde am 27. September 1907 in Saaz im ehemaligen Sudetengau geboren. Sie war die mittlere von drei Schwestern. Ihr Vater besaß eine Buchdruckerei, die Mutter war Hausfrau. Im Alter von 10 Jahren verlor sie ihren Vater bei einem tragischen Unfall. Zwei Jahre später übersiedelte die Mutter mit den drei Töchtern nach Prag. Maria Treben besuchte das Lyzeum und fand nach Abschluss in der Redaktion des „Prager Tagblattes“ eine Anstellung. Ihr Beruf füllte sie vollends aus, denn nebenbei arbeitete sie auch für Max Brod. Nach 14 Berufsjahren heiratete sie Ernst Gottfried Treben, der Ingenieur der Oberösterreichischen Kraftwerke AG war, und blieb bis an ihr Lebensende Hausfrau. Da ihr Mann ein Böhmerwäldler war, zog das junge Paar nach Kaplitz in sein Elternhaus. Einige Jahre später erblickte der einzige Sohn Kurt Dieter das Licht der Welt.

Ende 1945 wurde die Familie Treben ausgesiedelt. Ernst Treben wurde inhaftiert. Seine Frau verbrachte mit dem kleinen Sohn die nächsten zwei Jahre in mehreren deutschen Lagern. Als die Trebens wiedervereint wurden, fanden sie in Österreich ein neues Zuhause. Ein paar Jahre lebten sie im Mühlviertel (Oberösterreich), bis sie sich 1951 in Grieskirchen niederließen, da

Ernst Treben als Rayonsleiter der Oberösterreichischen Kraftwerke AG dorthin berufen wurde. In Grieskirchen wurde die Familie sesshaft und baute ein Haus, in dem Ernst und Maria gemeinsam ihren Lebensabend verbrachten.

Kräuter – Maria Trebens Bestimmung

Maria Treben war von Kindheit auf sehr mit der Natur verbunden. Ihre Mutter, eine begeisterte Kneipp-Anhängerin, war darauf bedacht, ihren Kindern eine Empfindsamkeit der Natur und den Pflanzen gegenüber zu vermitteln. Schon als junges Mädchen sammelte Maria Treben erste Erfahrungen mit Hausmitteln, doch erst die Begegnung mit dem Biologen Richard Willfort gab ihrem Leben eine unverhoffte Wende. Dieser öffnete ihr die Augen für die Wirksamkeit der ihr bekannten Pflanzen. In langen Spaziergängen weckte er ihr Interesse für die Heilkräuter und gab sein umfangreiches Wissen an sie weiter. Sie begann mit alten Menschen aus der Landbevölkerung Erfahrungen auszutauschen, las alte Handschriften und Kräuterbücher und wuchs so allmählich in die Heilkräutermaterie hinein. Sie probierte die alten Rezepte, begann für den Hausgebrauch Kräuter zu sammeln, setzte ihre ersten Essenzen an und lernte die Wirksamkeit der Heilkräuter kennen. Von einer Bekannten bekam sie eine Abschrift einer alten Handschrift über Schwedenkräuter in die Hände. Diese war von einem schwedischen Arzt abgefasst und beinhaltete ein Rezept zur Herstellung eines Kräuterextraktes. Sie las diese Abschrift mit großer Begeisterung und setzte die dafür notwendigen Kräuter wie beschrieben an.

Bald darauf traf sie eine Bäuerin, die über furchtbare Kopfschmerzen klagte. Maria Treben gab ihr von ihren Schwedenkräutern und riet ihr, sich damit einen Umschlag auf die Stirn zu machen. Am nächsten Tag als sie sich nach dem Befinden der Bäuerin erkundigte, waren die Kopfschmerzen wie weggeblasen. Nun begann sie die Tragweite der heilenden Wirkung der Schwedenkräuter zu ahnen, fortan waren sie ihr ständiger Begleiter in ihrem Leben und durften auch auf ihren vielen Vortragsreisen nicht fehlen.

Maria Treben hat ihr gesamtes Wissen in dem Buch „Gesundheit aus der Apotheke Gottes“ zusammengefasst. Dieses Werk wurde laufend ergänzt und auf den neuesten Stand gebracht. Sehr beliebt ist auch das Buch „Heilerfolge“, in dem sie über die aktuellen Erfolge bei den Anwendungen mit den von ihr empfohlenen Heilkräuter berichtet.

Die Vorträge

Ihren ersten Vortrag hielt Maria Treben in Bad Mühllacken während einer Kneipp-Kur. Es war ein voller Erfolg. Dort lernte sie einen Geistlichen kennen, der sie überredete, in einer kirchlichen Zeitung ihr Wissen über Kräuter und deren Anwendung zu schreiben. Durch diese Veröffentlichung häuften sich Anrufe und auch Briefe. Sie erhielt Einladungen zu Vorträgen in ganz Österreich.

1977 erfolgte die erste Einladung ins Ausland. Oft füllten bis zu dreitausend Menschen den Saal, in dem Maria Treben ihre Vorträge – immer unentgeltlich – hielt. 1984 folgte sie sogar einer Einladung zu einer Vortragsreise nach Amerika. Auch dort waren ihre Vorträge ein voller Erfolg.

Das Ende

Nach einem Leben voll Liebe und gegenseitigem Verständnis traf es Maria Treben sehr hart, als 1988 ihr Mann völlig unerwartet starb. Von da an hatte sie keinen so rechten Lebensmut mehr. Sie folgte ihm drei Jahre später am 26. Juli 1991 – fast auf den gleichen Tag.

Neue Reihe
„Gesund mit Maria Treben"
im Ennsthaler Verlag